大展好書　好書大展

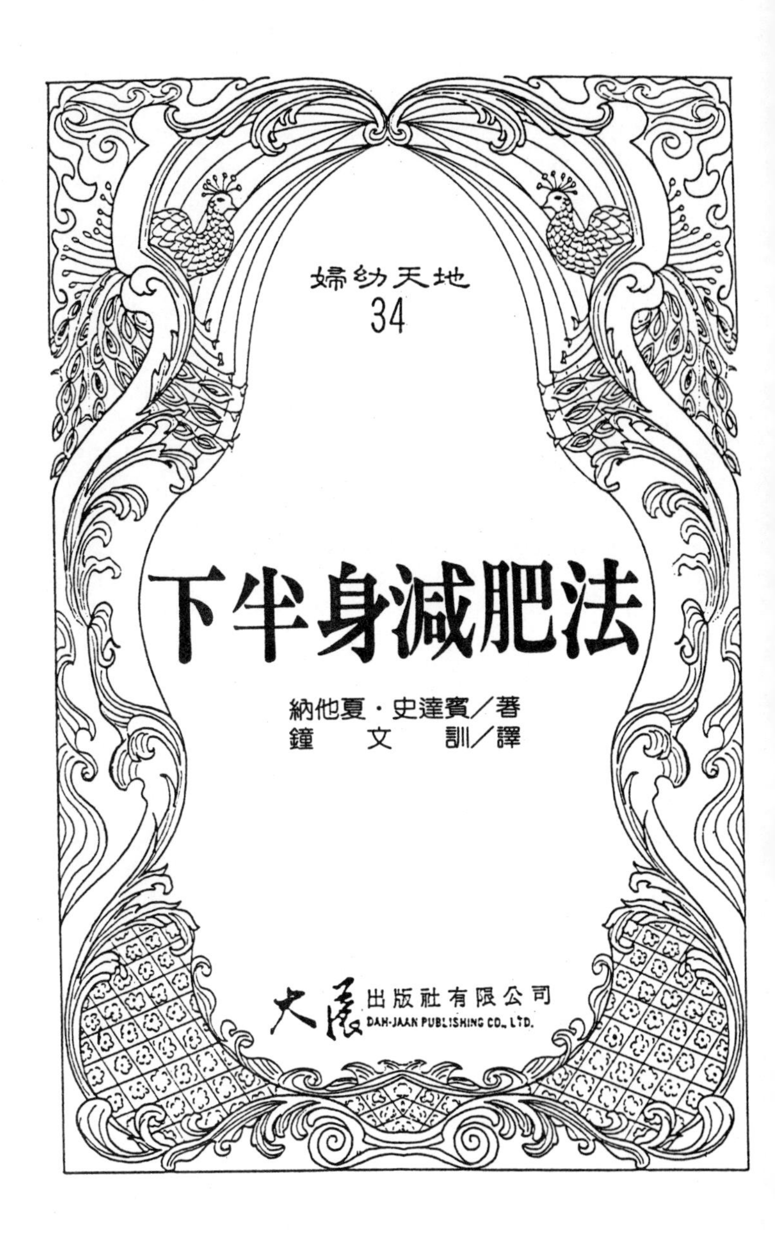

婦幼天地
34

下半身減肥法

納他夏・史達賓／著
鐘　文　訓／譯

大展出版社有限公司
DAH-JAAN PUBLISHING CO., LTD.

序言

乍聽「下半身肥胖」這句話，有如迅雷般擊中自己的痛處，相信大部分人都會悚然而驚。的確，時下一般希望減肥或已在實施減肥計畫中的女性，絕大多數都是因為自己身材不均衡的比例，也就是說，比起上半身來整個腿部顯得碩大臃腫或小腿粗壯笨拙，因「下半身肥胖」，卻求助無門而感到苦惱、懊喪不已。

目前，各式各樣的減肥訊息正快速、大量的在坊間紛陳的書刊雜誌和傳播媒體中氾濫著；不過，針對現代年輕女性最大的苦惱——下半身肥胖，而出版的專為使腿部修長提供一套有效方法的書籍卻不多見。因此，只希望讓腿部瘦下來的女性在缺乏指導的情況下，不得不實踐一般減肥手冊中所規定的食譜，減少食物的攝取量。結果只見胸部的肌肉日漸消失，而大腿、小腿卻故狀依舊……各位讀者中也許有不少人經歷過這種痛苦的經驗吧！

只讓下半身消瘦的減肥方法和一般全身性的減肥法根本上有很大的差異。利用節食來控制卡路里的攝取量，大多可以達到減肥的目的，如果是全身肥胖的人，隨著體重的減輕，腿部可以消瘦；但是對於上半身已經很苗條，而只是下半身肥胖的女性來說，即使控制卡路里的吸收，腿部也不會因此而變得修長的。

單只是下半身粗大的人，多是肇因於某種潛在的原因；有些是血液和淋巴液的流動不順暢所致，這些停滯的組織液會貯存在腿部，造成浮腫；或者是由於脂肪的氧化不完全，導致脂肪的沈積。

經常維持血液和淋巴液流動的順暢，對於修長的雙腿來說是不可缺乏的要素。無視於這個事實，只是一味的實行節食計畫，絕對不能收到任何效果。

為了確實、有效的解決「下半身肥胖」，本書特提出飲食法、代謝的活性化、呼吸法、運動法、按摩法以及鬆弛法等六項要點，依序逐一以簡要，平易的文字介紹，使各位讀者都能輕鬆愉快的施行；如果大家能努力不輟、忠實的完成這些步驟，一定可以從「下半身肥胖」的痛苦陰影中掙脫出來，擁有一雙人人羨慕的修長美腿。

目　錄

序　言……………………………………三

第一章　淋巴液所造成的下半身肥胖

爲什麼只是下半身肥胖……………………一四
節食的效果僅止於上半身…………………一六
增加飲食的攝取量、大腿却細了十二公分……一八
突然只有下半身肥胖且容易淤血…………二一
除去廢物後，不但脚變細又可以消除疲倦……二五
男友對她說：「妳的脚眞不配合妳的臉。」……二九
在宿舍生活的限制下，一個星期就出現了效果……三二

下半身肥胖可分爲四大類型……………………………………三六
淋巴液停滯貯積是下半身肥胖的主因…………………………三八

第二章 錯誤的節食反而會使腳變粗

即使節食，大部分女性還是爲了下半身肥胖而苦惱…………四六
米飯是可使腳變細的食物……………………………………………五〇
想要有雙富魅力的腳不可缺乏維他命……………………………五三
下半身肥胖時須注意礦物質的均衡………………………………六〇
披薩和咖啡會使腳愈來愈粗………………………………………六四
選擇可以排泄體內廢物、調整身體狀況的食物…………………六七
血液循環愈差者腳愈粗………………………………………………七九
從礦泉水或自來水中攝取水分……………………………………八三
雞尾酒是下半身肥胖者的大敵……………………………………八七
對下半身美容有助益的食物………………………………………八九

第三章　利用正確的呼吸法來提高減肥的效果

只要體內的排泄正常，就不致於下半身肥胖……九二
使腎臟的機能活性化、排出多餘的水分……九三
廢物積存過多而導致便秘……九五
皮膚是面積最大的排泄器官……一〇一
呼吸法可以迅速消除下半身肥胖……一〇五
基本呼吸法（仁王禪呼吸）及（丹田呼吸）……一〇九
促進肢體末梢血液循環的呼吸法……一一三
除去體內廢物的瑜珈呼吸法……一一四

第四章　使腳逐漸消瘦的驚人運動練習

每天五分鐘，腳部即可變得修長……一二二
深呼吸配合著運動練習可使淋巴液流動順利……一二六

練習①——準備動作……………………………………一三〇
練習②——使大腿變細的八種練習……………………………一三〇
練習③——九種造成臀部線條優美的練習……………………一三九
練習④——使膝部變細，解除疲勞的四種方法………………一四二
練習⑤——製造如羚羊般小腿及腳踝的四種練習……………一四四
游泳具有水按摩的功效，有助於下半身美容………………一五〇
使腳變細的走法及變粗的走法………………………………一五二
欲解除下半身肥胖，瑜珈比跳爵士舞有效…………………一五五
瑜珈①——休憩的姿勢………………………………………一五九
瑜珈②——改善大腿到臀部、背部線條的六種方法………一五九
瑜珈③——使小腿變細的二個方法…………………………一六一
瑜珈④——全身性的瑜珈……………………………………一六五
瑜珈⑤——對下半身肥胖者特別推介的瑜珈………………一六五

第五章　利用正確的按摩及入浴法造成苗條的身材

求心性按摩法可以促進淋巴的流動……一七〇
在法國得到實證的海藻按摩……一七三
按摩①——輕擦法……一七七
按摩②——抓肉法……一七八
按摩③——擰肉法……一七九
按摩④——S字形的抓法……一八〇
按摩⑤——S字形的擰法……一八〇
按摩⑥——強擦法……一八一
解除下半身肥胖的脚底刺激法……一八一
壓力會損害女性的姿態……一八九
利用鬆弛法來消除緊張……一九二
睡眠可以製造弱鹼性的體質……一九四

美容效果卓著的牛奶浴、粗茶浴、鹽巴浴、海藻浴……………一九八
寒冷症會引起淋巴液的停滯及脂肪的附著………………………二〇二
就寢前十五分鐘可使用腹筋台來消解下半身的肥胖…………二〇五

第一章 淋巴液所造成的下半身肥胖

•爲什麼只是下半身肥胖

過去我曾在美容沙龍中擔任過一段很長時間的技術指導員，接觸過太多女性和男性求教的病例。從最年輕的十五歲到七五歲的高齡不等；各有其不同的問題和苦惱所在。爲了解決他們的困擾，我曾針對其個別案例，逐一加以深思考慮。

結果，我發現了一樁相當耐人尋味的現象：在所有請求我爲他們提供意見、治療的人之中，眞正肥胖而希望減肥的人所佔的比率不到百分之一。到底來找我商量的人，他們都爲那些問題所苦惱呢？

男性中大部分都是因爲「腹部贅肉」、「去年新購的褲子今年已經穿不下了」、「醫生警告我不可以再讓體重增加」、「環視周圍的同事，腹部都很明顯的隆起，自己眞不想步他們的後塵」、「爲了維持健康和保持身材，必須靠運動才行，可是這樣的話又很麻煩」等問題。綜合看來，大約九八%的男性都是爲了不想讓肚子一天天凸出，或希望腰圍能更小一點等原因而苦惱。

女性的情形則有明顯的差異；大約十％（大部分是中年女性）是爲了去除腹部的贅肉才來找我，可是絕大多數的人却是爲了解決下半身的肥胖問題。

下半身肥胖的程度也是因人而異。有些人只是小腿部分過粗；有些是大腿；有些是脚踝部分；這是希望改變一部分過粗的情形來配合整體的匀稱。

他們都有一個共同的願望，那就是上半身維持現狀，不會因下半身的消瘦而隨之消瘦。

他們均向我陳述：過去也嘗試過種種的節食法，但結果雖然上半身消瘦了，下半身却依然如故，有些人的腿部反而更形粗大；這也是他們的困擾所在。

這些女性所以有今天這種不均衡的比例，自然有其原因。無視於這些因素或不追究其根源，只是一味的節食、減肥，後果著實堪憂。

爲什麼擁有上半身那樣修長、苗條、優美的曲線，却殘酷的搭配了一雙粗大、浮腫的脚呢？又該如何來解決這個問題呢？以下我會詳細的說明。不過在進入主題之前，我想先介紹幾則病例，以實際的狀況爲讀者作詳盡的分析。

●節食的效果僅止於上半身

十九歲的上官美鳳小姐（化名）是一位大學生，她因爲大腿太粗感到懊喪不已，所以請求我想想辦法。

她表示，她曾在高中時代參加多次的田徑運動，因此看起來身體相當健美。平時在衣服的遮蓋下，倒也看不出任何異狀，不過當我要她讓我看看她的大腿時，我才深深的對她的苦惱表示同情；那的確是一雙飽滿的大腿，典型的積存了太多肌肉脂肪的肥胖大腿。

首先，我先詢問她的飲食內容，她的回答如下：

早餐——土司麪包加咖啡。

午餐——麪包加牛奶。

晚餐——與好友一同外出吃飯的機會很多，最喜歡的食物是：義大利的脆餅和咖哩飯。

但只攝取這些食物，總是特別容易餓，所以經常吃速食品，也喝大量的咖啡。同時爲了設法使大腿消瘦些，有一段時期經常不吃飯或零食，其間爲了抑制飢餓感，又增加了喝咖啡的次數。

從她的飲食內容來看，首先引發的是營養不均衡的問題；尤其是維他命B群和礦物質的缺乏，是絕不可能達到使脚變細的效果的。另外，大量喝咖啡會導致鉀向體外排出，而鉀對水份的代謝負有重要任務；同時，體內的鈉也會隨之增加，是造成淋巴液及組織液停滯的主因。這些對下半身肥胖的人來說都是致命的原因。

最不好的一點是，她的飲食時間極不規則，因此使食慾中樞痲木。

十五、六歲～二〇歲的年輕女性，和上官小姐遭遇相同情況的人很多，因爲實行「減少食量、停止零食」的關係，上半身雖然消瘦了，但下半身却不見得苗條，不但如此，反而因組織液的停滯而變成更難看的脚。

和上官小姐一般，女性在二十歲以前，大腿肌肉經長期的運動以後，就很難再變細。基本上應採取以海藻類食物爲主的均衡飲食生活，這是任何型態浮腫的人應該共同注意的事。但只靠如此，還是無法使腫脹的大腿在短時間內變細。

●增加飲食的攝取量、大腿却細了十二公分

我鼓勵上官小姐繼續一般的運動和游泳。洗澡時多花費一些時間，使血液循環保持通暢；洗澡後二十分鐘使用市面上所出售的海藻精來徹底按摩大腿，這是利用外界的刺激使體內多餘的脂肪分解，同時促進血液和淋巴液的流動順利，使廢物容易排出，加強自律神經的功能。爲了確實做到精神方面的控制，每天就寢以前，一定要做十五分鐘的鬆弛練習。

在飲食方面，我建議她攝取比以前更多的量，上官小姐的菜單我們可以清楚的看出，不但營養均衡有缺失，量的方面也不足。

我所擬給她的菜單大體如下：

①麪包改爲米飯，每餐須吃一～二碗。

②每餐開始前三十分鐘，服用有海藻成份的「瑪琳揚」十粒。

③不拘何種菜色均可食用，但爲了防止攝取過多的卡路里，最好不要以食油佐

料。

④喝太多咖啡會妨礙到水份的代謝，一定要戒除。

⑤維他命B群的消耗太多，所以甜食儘量避免食用（如有浮腫現象，多攝取維他命B_1）。

⑥生蔬菜和水果不要吃，儘量吃海藻類。

⑦少吃鹽，尤其是加工食品絕對禁止。

⑧水份方面的來源只要每天五～六杯的茶或水即可，千萬不要喝可樂或果汁。

也許有人會產生疑慮，以上的菜單對肌肉的消除眞會有功效嗎？

其實只要儘量增加維他命和礦物質的攝取量，同時控制鹽份，防止血液酸化，再將對廢物的排泄甚具功效的海藻類食物巧妙地運用在日常生活，經外界的刺激而軟化後的脂肪，就會更容易排出。

碘、鈣、錳、鉀等都是在製造修長的腿部時，具有積極作用的礦物質，必須充分補給。另外也要攝取足量的海藻類來分解鈉；鈉是導致體液停滯的元兇。

海藻類對於如上官小姐一般下半身肥胖的人來說，是不可缺乏的食物。她同時也利用「瑪琳揚」來補充海藻成分。

自從她施行這個方法，二、三個禮拜了，仍不見具體的功效。但是第三個禮拜後，過去相當堅硬的大腿肌肉開始軟化（這時寬度多少會增加一些，至多三公分），這種現象正是即將變瘦的前兆。

果然從第四個禮拜起，大腿腫脹的情況逐漸消失，到了七、八周後，更加快的消瘦下來，過去有五五公分寬的腿，整整瘦了十二公分。過去嘗試過無數次方法都無法達到目的的她，此刻的狂喜可想而知。

不但如此，一直困擾她的貧血症和經期不順，使她經常感到頭暈目眩和失眠的這些老毛病也完全得到改善，身體的情況從未如現在這般良好。

並不是勉強施行一般性限制食物攝取量的節食法就可以使下半身變得苗條、修長的，而是要懂得如何聰明、有效的去吃，這才是首要的因素。

過去上官小姐的身體所以不好都是肇因於不良的飲食生活習慣，就是此一缺陷的飲食習慣導致全身的均衡崩潰，連帶著對組織液的循環產生了不良的影響。原本應該清除掉的脂肪、廢物、疲勞物質等，尋不到有效的排泄管道而貯積在體內。

像這種情形，都能夠利用按摩等外部的刺激來促進排泄作用。但若想擁有健康的身體，最根本的辦法就是改善飲食習慣，注重攝取均衡的營養，因爲這不但能使你保有一副纖細、柔美的身材，所有一切不調的現象也會隨之消失。

事實上，要知道一個人的健康狀態，只要看看他的脚就一目了然了。消除下半身的肥胖，應該是保持健康的第一步。但勉強的規定食物，不但有損身體，同時其結果也一定會顯現在腿部。因此我希望大家都能有正確的飲食觀念，並且確實的實行，一定能擁有既健康又美麗的脚。

●突然只有下半身肥胖且容易淤血

我過去曾經接受許多下半身肥胖者求教的病例，大部分是以二十歲左右的女性爲中心，從十六歲到三十歲不等。其中，至今仍在我腦海中留下深刻記憶的是田禮子（化名）小姐，禮子小姐是我所處理過的病例中屬於較稀有的型態。

她三十四歲，是一個非常美麗、大方的單身女郎，她的上身玲瓏有致，線條相當迷人；可是肚臍以下的部分却出人意料的難看，較不含蓄的說法簡直是太突兀、可笑了。

從大腿根部到膝蓋這一段不僅粗大，而且表面又凹凸不平，皮膚也沒有光澤或彈性，皮下彷彿塞進一大塊海棉般，不但如此，微血管也一一浮出，稍加刺激就敏感的立刻淤血。

禮子小姐的狀況在醫學上稱爲 Cellulite（細蜂巢組織炎），目前爲止，在外國也已經發現很多相似的病例。如禮子小姐般患 Cellulite 的在我國却很少見，可是隨著飲食生活習慣歐美化的趨勢，很遺憾的患 Cellulite 的女性有日漸增多的傾向；這對於希望擁有一雙修長迷人美腿的女性來說，的確是一種威脅。

「細蜂巢組織炎」這個名詞是由歐洲地區的醫學界在十九世紀後半期開始使用，目前已經被當做全世界女性苦惱的代名詞而廣泛的存在着。其症狀就是大腿肌肉組織呈塊狀般突起的現象。

假如是一般性脂肪過多導致的肥胖，只要稍爲利用限制性的食譜和運動，就可以消除這些脂肪。可是這種類型的蜂巢組織炎却不那麼簡單，它是「脂肪、水份、

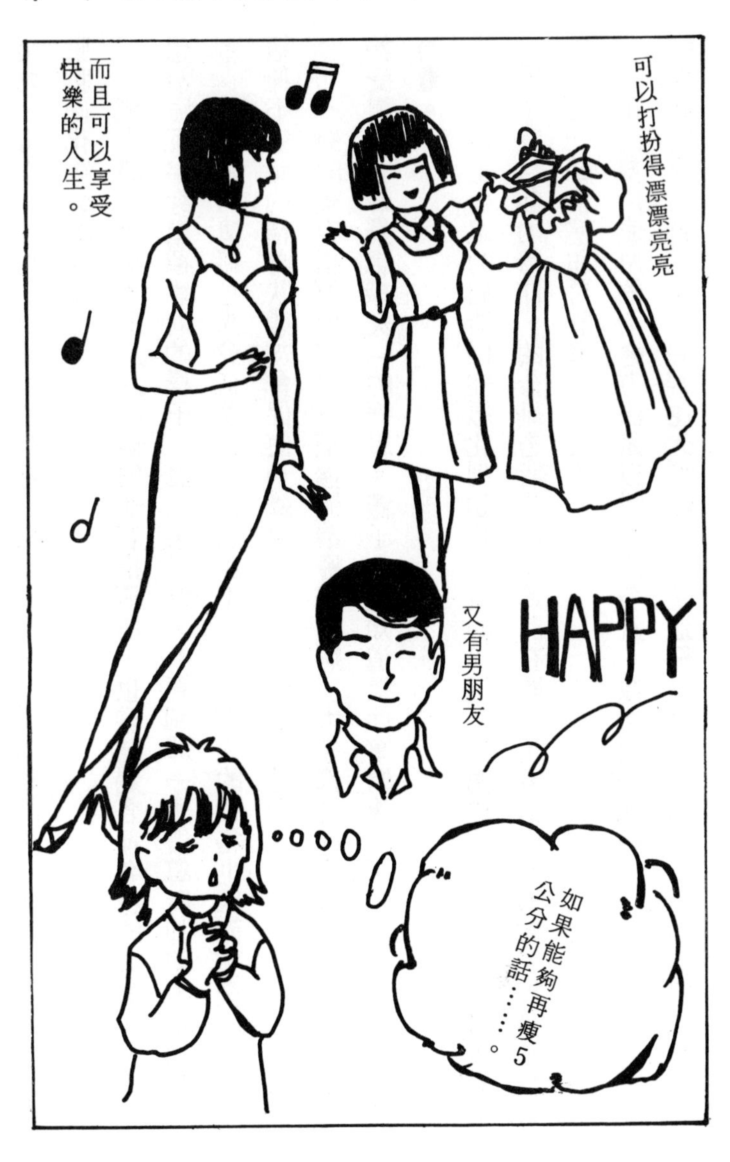
可以打扮得漂漂亮亮
而且可以享受快樂的人生。
又有男朋友
HAPPY
如果能夠再瘦5公分的話……。

廢物、毒素」等物質全部屯積在結合組織中，所呈現出來的最不好的狀況；也就是脂肪硬化後黏附在脚部。

過去禮子小姐曾經遍訪各處的美容指導所，也嘗試過各種各樣的方法，努力地想治癒下半身這種難看的樣子，但說來遺憾，不管到那一所指導所却總不見功效。

從此她的情緒愈來愈低沈，經常煩躁不安，整個人的性格也因而完全改變；而這種不安定的精神狀態却會促使「蜂巢組織炎」的愈加惡化。

一般的美容指導所都沒有把握能治癒這種病，大家都耳聞全球只有法國巴黎有接受這種「蜂巢組織炎」的病患。禮子小姐知道這件事情後，下定決心到法國接受治癒。

在禮子小姐的病情已經惡化到如此嚴重的情況下，偶然間她從坊間的書報攤中發現了我以前的著作，閱後她告訴自己：或許在國內也有治癒的機會。於是她抱著最後的一絲希望和勇氣來探訪我。

在巴黎所使用的治癒方法是以附有許多針，像劍山一樣的東西，直接插進大腿的塊狀部分，再從針的尖端注入液體。可是這種以針來刺的方法是屬於醫療行爲，目前我國政府是禁止美容院這樣做的。因此，首先我跟禮子小姐坦白的溝通了一下，請她不要預期會發生立即的效果，並且要求她有此自覺：並不是我在幫她治療，而是她本身所產生的自發性治療意識。

一般到美容院來就教的女性往往懷著很重的依賴心理，認爲反正院裡有老師和指導員，他們會做好一切細節，我們所要做的只是繳了費用，按時到那裡去，脚自然就會按照我們所期望般瘦下來。而產生無須由自己費吹灰之力的錯覺。

但請各位想一想：希望更修長的不是自己的脚嗎？希望健康美麗的不是自己的身體嗎？而要創造奇蹟就得靠自己的努力！自始至終，我們的立場總是爲大家指出一條正確的路來，使各位不致做些無謂的努力，朝往錯誤的方向；但最後達到目的地的，只有你自己才能做到。

•除去廢物後，不但脚變細又可以消除疲倦

禮子小姐的情況是絕對需要遵守計畫施行的，唯有配合飲食療法、呼吸法、運

動、按摩、鬆弛法等相輔相成的效果，除去廢物，才能解脫她長年的苦惱。

飲食方面還是要以海藻類可以淨化身體的食物爲中心；至於減輕體重，是避免攝取高脂肪和高卡路里的食物療法。談到單爲消除下半身肥胖的食物療法，則著重於避免攝取會把毒素留在體內的食品，還有就是儘量多食用易於把體內廢物排泄出來，又不會增加身體負擔，可以促進代謝，又會強化血管功能，使血液循環更良好的食物，這一點是很重要的。

同時我要求她每天至少服用四十粒的「瑪琳揚」，並且注意不要使纖維素及礦物質的攝取不足。再者，她也很容易因受壓力而導致維他命C遭到破壞，因此，爲了強化微血管功能，我也要求她多吃維他命C。

「瑜伽」可以同時滿足運動、呼吸法、鬆弛法等三項要素，因此，我建議她每天多做瑜伽練習。練習瑜伽可以因自己身體的活動而有所獲益，所以本書在後面介紹幾種運用瑜伽姿勢的簡易練習。各位讀者假如能撥出些時間，我還是建議各位從基礎的動作學起，接受專家的指導。

沐浴也能發揮解除下半身肥胖的效果，所以我要求她沐浴時使用海藻入浴劑，然後再以空氣按摩器直接刺激肥胖的部分，如淋巴液停留的地方，使其流動更爲順暢，廢物和脂肪的排泄也能順利。

日常生活中要特別注意的是，應該經常保持精神輕鬆、心情愉快。儘量多步行走路，最好二倍於現在的路程，再者不要盤坐。

她又因爲想把臀部到大腿的線條弄得纖細些，所以經常配戴著相當緊的束腰帶，這個我也要求她暫時不要使用。對身材過分關心的女性，往往會爲了隱藏某些部分的贅肉，而刻意穿上緊束的內衣，如此一來，使得原本因爲血液和淋巴液的流動不順利所形成的贅肉情形更加惡化，不但無法根本解決苦惱，反而陷入更加不可挽救的困境。目前許多年輕的女性也很喜歡穿貼身長褲，這對身體是有害的，尤其是太緊的牛仔褲。

大部分到我這裡來咨商下半身肥胖的女性，儘管我多麼仔細的爲她們解說呼吸法的重要性，也無法使她們了解。因爲她們存在着一個先入爲主的觀念，總認爲下半身的粗細與否和利用正確的呼吸法使身體獲得充分的氧氣，二者之間好像並無任何關連。大家都沒有建立起這種共識，所以短時間也許會勉強的照我的指示施行呼吸法，却無法長久的持續下去。他們較關心的是腿部的運動練習和按摩法，其他則比較忽略，因此，大部份人都無法收到預期的效果。

但禮子小姐則不同，或許是因爲嘗試過無數的治療過程，所以表現得出奇的合作，完全依照我的計畫進行。

開始施行後大約一個月的時間，表現在外的成果並不太顯著，上半身沒有任何變化，只是體重減少了二公斤，浮腫的情況也有些微改善。但是附着在大腿周圍的那些難看的塊狀肌肉却沒有絲毫起色。

她却感覺到自己的健康狀況有了顯著的不同。首先是疲倦感消失了，晚上也能睡得很安穩，因此處理起事情來也不再焦躁不安、錯誤百出；長久以來困擾她的便秘也近乎絕跡。以前浸泡三溫暖時，開始出汗的時間總是別人的二倍長，但近來也能很快的流出汗來。這一切現象都證明了她已經走上了解除下半身肥胖之路。

自從接受我的治療以來，速度雖然不是很快，但停滯的蜂巢組織炎的確是開始軟化了。一旦有了改善的跡象，以後的過程就會加速進行。禮子小姐得到了鼓勵，於是信心大增，更加努力不懈地執行我的計畫。

三個月前帶著陰鬱、沈重的心情來找我的禮子小姐已經消失得無影無踪；現在的她身著流行時髦的服裝，臉上漾著亮麗、甜蜜的笑容，踩著輕快的脚步，興奮的對我說：「老師，我要到巴黎去盡情的玩個夠！」踏上了她人生的另一個里程碑。

●男友對她說：「妳的脚眞不配合妳的臉。」

當女性說：「眞希望我有雙纖細的脚！」時，當然是指整支脚，不過大多數的女性尤其是想把自己的小腿弄修長些。因爲穿裙子時，大腿稍大的話還可以藏起，可是小腿部分却無所匿形，經常得暴露在別人面前，所以大家希望擁有美麗的脚和細柔的小腿的心情是可以理解的。認爲自己小腿過粗的女性大都不敢輕易嘗試穿著最能表現出女性柔美特質的裙子，逛街時也只是對著那一排排式樣新穎的裙裝喟歎，即使買回家來也只能掛在衣櫥裡欣賞，誰叫自己長著那樣一雙難看的小腿呢？只好以長褲來遮蓋了。

大學剛畢業的林幼美，今年二三歲，是這類型的典型例子。這些年來，她爲了隱藏自己粗大的小腿，從來不穿裙子，她以前的男友無意中說：「妳的腳跟妳的臉眞不相稱，太粗了些！」這句話深深的傷害了她的心，從那天起，她變得討厭在別人面前露出小腿來。

她是自從上國中後整個身體才開始胖起來的，在三年級時，曾經到達七二公斤的最高紀錄。不過因爲周圍的朋友在同一時期都有體重增加的傾向，所以她對自己的肥胖並不以爲意。但進入高中後，班上有了男同學，她才開始在意自己的身材，節食的念頭第一次在她腦海中出現。爲了早點消瘦，她採取絕食的方法，就如同其他想儘快變瘦的女性所採取的行動一樣，每天只靠少許的生蔬菜和一、二瓶養樂多度日。

如此極端的節食法當然可以達到減肥的目的，不久她的體重一天天減少，身材也逐漸苗條起來，但這時她却發現：變得容易增胖，即使只是吃了維持身體所需最低限度的食物，體重的減輕也會戛然而止；不但如此，偶而與朋友到外面吃東西後，很快地又增加了二、三公斤的體重。她覺得這樣下去不行，就再次節食，可是體重減輕到以前的程度時就無法再減輕了。

不知不覺的，她陷入了體重增加↓節食↓體重減輕↓大意—體重增加這種惡性循環，身材如同吹汽球般，一會兒膨脹、一會兒縮小，如此反覆。

高中畢業後，她進入一所美容學校就讀，完成學業後，再經過一年的實習，在市內一家生意鼎盛的美容院中擔任美容師的工作。幼美小姐搬進美容院附設的員工宿舍中開始了新生活。

完全不同的生活型態、新的工作環境、不規律的生活步調、以及複雜的人際關係等，每天都有如千斤重擔般壓在她的肩頭。這時她已不再施行節食，也許是因爲精神上壓力的影響，她的體重一天天減輕；不但如此，皮膚和肌肉失去了彈性，有很顯著的遲滯現象。或許她是因爲從學生時代開始就如汽球般收縮的緣故，所以皮膚顯得和一位飽經歲月摧殘的中年婦女般毫無光澤、彈性。

比這種遲緩更令她頭痛的是她的腳。體重減輕後，身體各部分都隨著消瘦，只有腳仍然和以前一樣粗，而且不再是過去那樣結實的肌肉，只是一團膨大、鬆軟無力的肉塊。

對於需要長時間站立工作的她來說，疲軟無力的腳所帶給她的痛苦眞是非外人所能了解的。

她還有明顯的浮腫現象，前面提過的她的那位男朋友可能是看了她在工作後腫脹的脚，才那樣說的吧！

•在宿舍生活的限制中，一個星期就出現了效果

希望解除下半身肥胖的女性，其粗大情形雖有程度之別，但綜合觀之，一定都有浮腫的現象。提到浮腫，有些導因於維他命的缺乏或鈉的攝取過量，有的則是碘不足的影響；剛開始時情況輕微，往往爲人們所忽視，最後則形成各種各樣不同的疾病症狀，出現在身體各部位，不過並不會帶來任何不適的感覺。

但我們的雙脚則不同，因爲他們本身在早上和晚上就有廿％體積的差別，如果再加上其他因素，浮腫就會擴大，使情況更爲嚴重，時間拖得更長，這種難看的狀態就會固定下來。

幼美小姐可能是因爲缺乏均衡的營養，或由於生活環境的改變產生的緊張感、

疲勞困倦，以及運動不足等各種因素複雜地糾纏在一起，使得代謝機能降低、血液循環不良、淋巴液的流動停滯，這時，多餘的組織液也會因重力的關係，全部集中到脚部來（詳細過程容我以後再說明），兩脚成了淤血的狀態；這是女性們所謂的「蘿蔔腿」的典型例子。

幼美小姐來找我時，我要她穿上泳衣躺在手術枱上讓我仔細檢查。我發現她的問題不只是小腿，從大腿根部到膝蓋周圍、小腿肚、脚踝等，整個脚都有些浮腫，同時皮膚也像失去血色般慘白，對於五官清秀可人的她來說，的確是不太配合，我也深深的爲她感到惋惜。

她的情形可說是一種職業病，除了規定飲食外，我請她先施行輕度的練習、按摩法和入浴法；可是她在這方面却有些限制，因爲她是過著集體的宿舍生活。除了飲食方面無法配合，入浴法也很難實行，因爲入浴後還需要二、三十分鐘的按摩，這對生活在宿舍中的人，確實有其難處。雖然她急切得想把小腿弄細，不過，看起來要她完全依照計畫好像不太容易。

在飲食方面，她必須特別注意的是，不要攝取過多的鹽分，並且不要有維他命

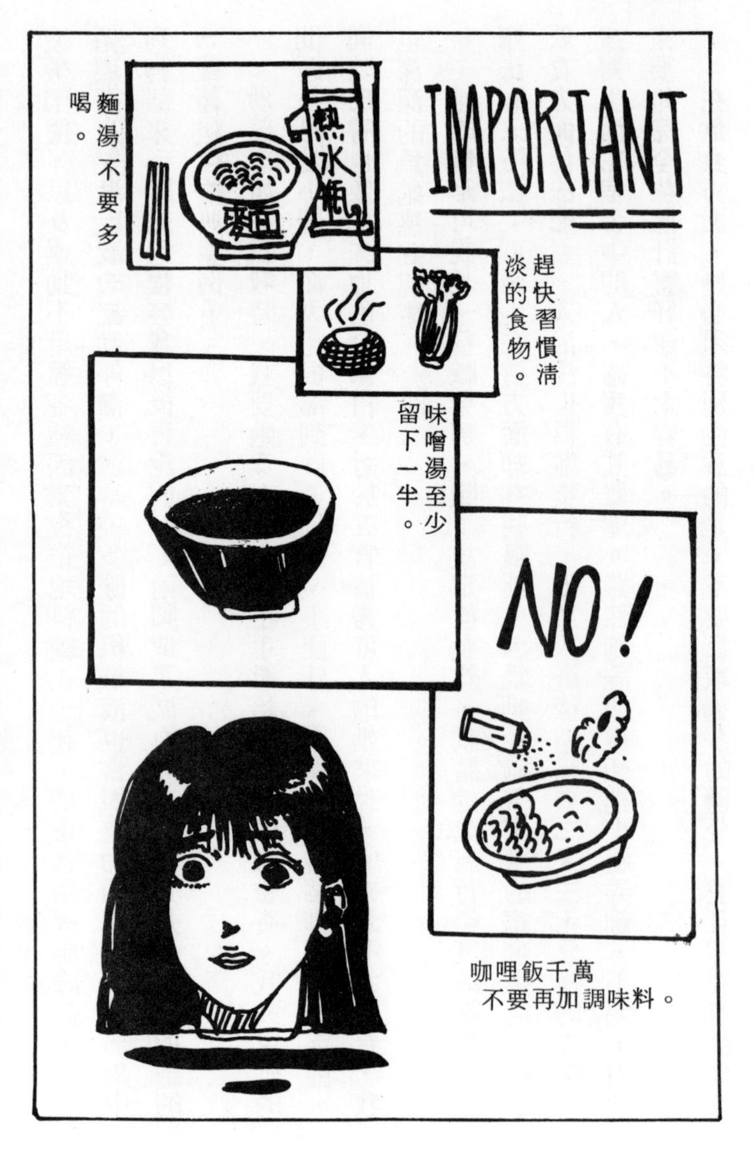
IMPORTANT
麵湯不要多喝。
熱水瓶
麵
趕快習慣清淡的食物。
味噌湯至少留下一半。
NO!
咖哩飯千萬
不要再加調味料。

B群及礦物質（特別是鉀、鈣、碘、錳）的不足，但她因爲必須在宿舍的飯廳中吃飯，無法自由選擇菜肴或控制調味料，因此我要求她務必遵守下列幾項要點：

首先是，過鹹的食物儘量少吃。國人鹽份的攝取來源七十％是來自醬油、辣醬、餐桌上的鹽、醬菜等，其餘的三十％則從醺製品和速食品而來。如果能夠把每天鹽分的攝取量降低到三～五公克，對於想把脚弄細或浮腫情況嚴重的人是非常有幫助的。

已經調理過的食物無法再把鹽分降低，所以只要不加重就好。譬如在吃咖哩飯時，最好不要再加辣醬油或擱置一旁的鹽；吃麪食時，也不要把湯全部喝光，味噌湯至少也得留一半才行。醬菜類等明顯的過鹹的食物千萬不要碰它。

幼美小姐的情形，免不了會多吃了些規定外的食物，因此最好額外服用一些補充營養素，因爲她需要充分補給身體必要的礦物質，也需要吃一些可以把不必要的鹽份從體內排出的海藻濃縮粉末「瑪琳揚」和以維他命B群爲中心的補助食品。

至於入浴法，她表示無法做到我的要求，因此我只請她務必要慢慢的、放鬆心情來洗澡。

她同時表示在做運動練習和施行按摩方面有困難，所以我要求她經常在脚部擦一些摻有海藻成分的按摩霜，也可使用空氣按摩器來刺激肌肉。

幼美小姐開始進行以後，一個星期就出現效果。本來，無法控制飲食的人必須花費更多的時間才能有所進展，但她因極想儘快醫好這個難看的浮腫，在如此強烈的慾望的支持下，證明了即使是在有限制的生活環境中，也可以充分實行計畫的。

●下半身肥胖可分爲四大類型

到目前爲止，我們已經介紹過幾個實例，雖將之統稱爲「下半身肥胖」，其實也有不同的型態。例如只有小腿異常粗大，從臀部到大腿一帶滿佈肥厚的肉塊，整個脚毫無結實感，只是一團鬆弛的肌肉，也有的像是灌滿了風似的鼓脹起來。依狀況的不同，各有其苦惱；但想改造成修長的脚的心情，我想大家都是相同的。

粗大的脚可分別爲四個類型，以下我們就其特點逐一說明：

①脂肪型——以手指捏最肥胖的部分，若可以整塊捏起且按下肌肉後不會立刻

浮起，這是單純脂肪積存的典型例子。與其說是下半身肥胖，不如說是全身性的肥胖型。在考慮如何弄細下半身之前，必須先使體重減輕，實行全身性的以節食爲主的減肥計畫。

②肌肉型——皮下脂肪雖不多，可是肌肉却好像附著很多脂肪，用手去捏又很困難。這是因學生時代經常做激烈的運動，停止運動後，隨著時間的流逝，肌肉慢慢的衰退。這種情形得利用練習或訓練等運動爲中心來去除脂肪，強化肌肉才行。

③水分型（浮腫）——輕輕以手指按皮膚，然後放開，大都會呈暫時凹下的狀態。這是因爲淋巴液的停滯、淤血及組織液流動不順暢所造成的；有的則是單純的生理因素，或因腎臟、肝臟等障礙所產生的疾病性的後果，這就要施行以利尿作用、發汗作用的食物療法爲中心，有時也須視病情如何隨時接受醫師的診斷。

④混合型——結合脂肪型和水分型、肌肉型和水分型、或三種型態混合等稱之。大部分因下半身肥胖而苦惱的人都是屬於此一類型。（①～③型單獨存在而演變成下半身肥胖者很少見，除非極特殊的情形。）

•淋巴液停滯貯積是下半身肥胖的主因

大部分來美容院接受指導的女性，其情況、症狀雖有程度之別，但都有一個共同的現象——浮腫。

有時身體上雖沒有任何病症，但雙腳經長時間站立後，難免會有浮腫的現象，像這種生理上的浮腫只需好好睡一覺就可以完全消除。如果還無法恢復正常，這就是身體某部分產生病變或機能開始衰退的信號。

年輕女性經常會採取極端的節食法來達到減肥的目的，但如此一來，往往導致營養失調。相反的，有些則是攝取過多會增加肝臟及腎臟負擔的食物，有的則因缺乏某些特定的維他命，而變成脚氣病；碘的不足也會使甲狀腺機能降低；或精神上的壓力過巨，超過本人的負荷時，在在都是造成浮腫的病因。

當然，並不是所有肥胖的脚都是起因於浮腫，不過，在組織液及淋巴液長期貯積的狀態下，一定會造成明顯的粗大的脚；有這種傾向的人，在脚部令人厭惡的脂肪也很難消除。因此，當大家在擔心粗大的脚同時，應該先關心自己身體內的健康情形。

脂肪附著到某種程度時，就會影響到血液循環，導致代謝機能降低；一部分組織內的靜脈血會停止流動，引起淤血，血管內壁和組織的滲透壓失去均衡，水分無法排出而停留在組織內；亦或淋巴液的流動產生障礙，形成浮腫。嚴重時，組織液會比平常增加三～四公升，而完全顯示在外部，當然會影響到脚的觀瞻。

以上所描述的狀況即使尚未發生浮腫，各位也應該了解：血液及淋巴液的流動停滯即表示，本來應該藉著它們排出去的多餘脂肪和代謝作用所產生的廢物、毒素，將會直接停留在體內。不但無法去掉脂肪，反而把形成新脂肪的物質帶進來。

除了③型只是單純受浮腫影響使脚變粗的情形以外，大部分人多多少少都在這種惡性循環中掙扎。

如果只是限制卡路里的攝取量，却不同時把妨礙它的要因去除，對於脚部的多餘脂肪是不會發生任何作用的。對這個惡性循環，必須從各方面加以斷絕才行，而解決過多的水分和脂肪的迅速排出，才是確使下半身苗條的第一個步驟。

如果以處理一般性肥胖的方法來消除下半身肥胖，毫無疑問地，一定會嚐到失敗的後果。因爲大部分只有下半身肥胖的人都是受循環系統障礙之害。

從心臟壓縮輸送出來的血液，經過大動脈，再到末梢組織的微血管中，供給細胞和組織所需的氧氣和營養素；然後再攜帶二氧化碳和廢物，經過靜脈側的微血管，細靜脈↓靜脈↓大靜脈後，再回到心臟。從動脈端進來的九十%經過濾的液體，會再次被血管系吸收，剩下的十%則經淋巴管系後回到靜脈系來。

如果在毛細管壁能夠正常進行物質交換，且血液、淋巴液循環都能順利，一定不會產生只有脚部肥胖的現象。

脚的位置在心臟之下，在一般想使靜脈血回到心臟來本就不太容易，稍有一點點差池，靜脈血的流動將凝滯不前；假如再因某種影響而使靜脈血的流動陷入極度不良的狀態，這時血液會停留在脚部，也就是所謂的鬱血，結果血液更不容易回到心臟；血管內的血液和組織液的滲透壓就會失去均衡，使血液中的水分在組織中停留下來。

我們的身體具備著好比自動調節器般可以對應體內所產生的各種狀況的機能。

因此，血管中增加的血液的量，通常都由淋巴液增加來保持均衡，但這種組織液的增加如果過於迅速，就會因淋巴液的調整無法趕上而發生浮腫的情形。

組織液增加到使淋巴液來不及對應的原因如下：

①微血管內壓力增加——腎機能不良或心機能不良時，使血液中的血漿量增加或靜脈管道阻塞，微血管內的壓力就會升高，排出至間質的血液中的水分也會隨之增加而導致浮腫。有時雖然血管內壓正常，但也會由於血漿滲透壓的降低而發生同樣的情形。

②微血管滲透壓增加——微血管壁過於脆弱時，血漿蛋白就會滲透出，間質由於蛋白質濃度的增加，也會產生浮腫。

③淋巴流動障礙——從動脈端的微血管向間質排出的液體中，約有九十%會再度從靜脈端吸收進來，但蛋白質成分卻不會再流入血管系中，而由淋巴系所吸收。這個淋巴系的流動若受到阻礙時，間質中的蛋白濃度也就隨之增高，間質中的液量也會擴大而形成浮腫。

除了血管內的細胞外液向間質移動的這些原因（局部性因子）外，腎臟機能良

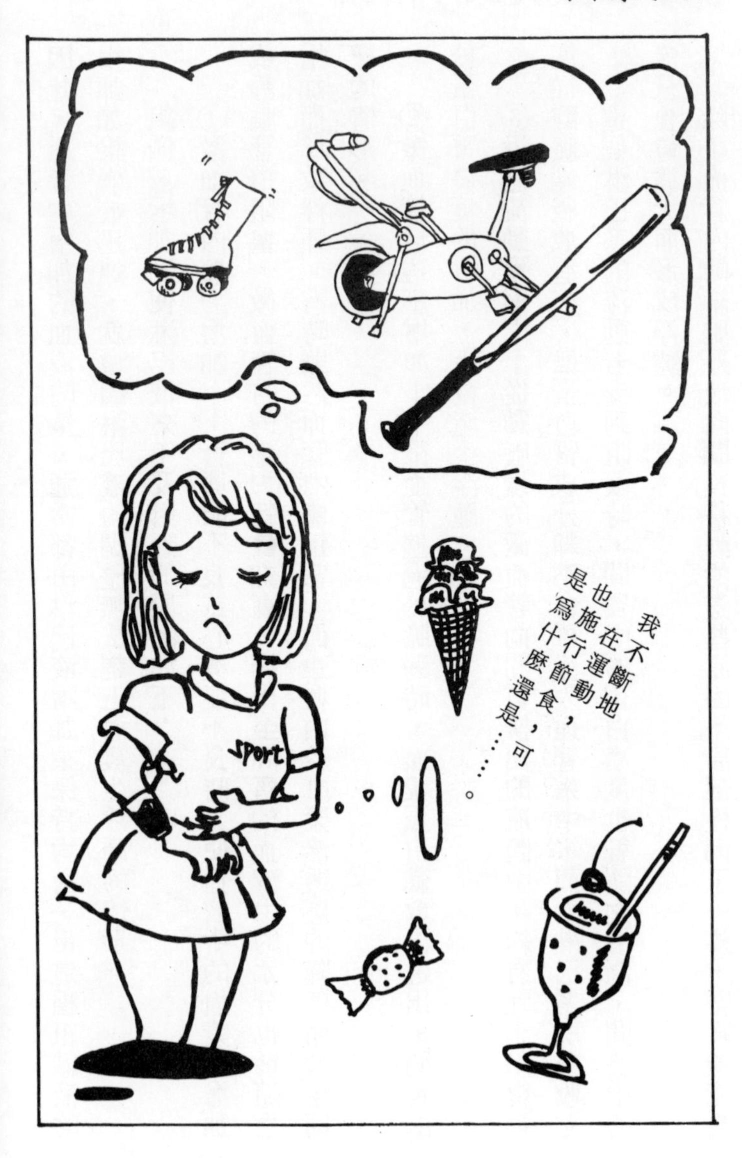
Sport
我不斷地
在運動，
也施行節食，可
是爲什麼還是……。

好與否也有很大的影響。同時組織間液增加，在體內鈉和水的（全身性因子）配合也會導致浮腫。

從以上的情形看來，①必須讓輸送氧氣和營養份到體內各處，除去廢物的血液，和擔任排出過剩的液體、蛋白、脂肪及異物等清潔工作的淋巴液的流動能保持順暢。②微血管壁必須強韌。③體內的鈉必須受到完全的控制。這些要素都是防止浮腫的必要條件，同時也是直接促使下半身苗條的不二法門。一方面視身體狀況來調整這些要件，一方面設法刺激脂肪的分解才是解除下半身肥胖的關鍵。

爲了使各方面達到良好的狀態，我們必須改善體內不均衡的現象，恢復眞正的健康才行。因此，唯有將各種要素巧妙地配合起來，才能使自己的願望早日達成；絕不是單純的運動或節食就可解決的。

如果你希望徹底根絕下半身肥胖，永遠不再爲相同的事而苦惱，下面的六項要點是絕對需要遵守的，它們是：①飮食②排泄③呼吸④運動⑤按摩⑥鬆弛。

這些項目中，每一個都具有相當重要的地位，而且在各方面都能互相發生作用、緊密配合，給予身體良好的影響。施行起來也是很簡單，不會帶給各位任何不便或不適，為了期待能有加倍效果，得到最大的功效，必須全部併行使用，任何一項都不能忽略。

以下就介紹這六個使你脫離長期苦惱、解除下半身肥胖的實踐計畫。如羚羊般富有活力且纖細的脚，從腰部到大腿處曲綫迷人的綫條將不再是虛幻的夢想，而是變成妳自身伸手可觸，眼目可視的一部分，也是別人目光的焦點……；希望大家確實踏出堅定的脚步，一步步朝著這個可掌握的未來邁進。

第二章
錯誤的節食反而會使脚變粗

●即使節食，大部分女性還是爲了下半身肥胖而苦惱

只要是希望把脚弄細或使下半身更苗條的女性，相信大部分都有過一或二次的節食經驗！而帶着如此熱烈的期望所努力的結果，却是令人意外的失望。

如上章所提過的，脚部太粗的人跟一般所謂的「胖子」有基本上的差異；如果消耗的卡路里比攝取的卡路里少，使多餘的脂肪附着在皮下組織，這才是肥胖，可是肥胖的情形遍布整個身體（由於身體部位的不同，脂肪附著的情形也有別），只是單純地想把這些附著的脂肪去除，只需實行節食計畫，減少卡路里攝取，脂肪就會隨之消除。

擔心脚部過胖的女性，如果也施行此種節食法的話，會有什麼樣的結果呢？消失掉的可能是原本相當珍惜，連一公厘都不肯損失的胸部肌肉，而想讓它消瘦掉的大腿却毫無影響，或許還會因其他部分變細，而使大腿反而顯得更爲粗大、突出。

能夠解除下半身肥胖的飲食，首先必須注意造成脂肪、水分、廢物等容易排泄；如此，血管系和淋巴系都能活動到最大限度，保持最佳狀況。對於強化血管、血液酸化促進代謝有助益的飲食都是很理想的。

這並不意味著選擇低卡路里的食物即可，還需要容易消化或可以燃燒廢物的才好；卡路里攝取過量大部分會跟肥胖產生連帶關係，因此務必特別注意。

接著，我一面介紹幾種重要的營養素，一面進入實際的飲食療法吧！

這使我們重拾健康的基礎知識，同時也是造成美麗、光滑的肌膚，鑄成理想勻稱身材的要點；也就是說，可以吸引男性視綫富魅力的脚的秘訣。

首先介紹供給我們日常生活中一切活動所必須的能源的營養素，最主要的是碳水化合物（醣類）、蛋白質、脂肪等三大營養素，同時爲了使生命的活動更旺盛，還需要維他命和礦物質的調節。除了三大營養素外，再加上這二種，即成爲營養學的「五大營養素」。

能量來源之一的碳水化合物別名醣類，主要存在於穀類、薯類當中，肉類中則含量不多。又因其消化、吸收都很快，所以被當做供應活動能量的主要來源；同時它在體內會充分燃燒，產生二氧化碳和水分，不會轉變成其它的物質，因此碳水化合物可說是所有的營養素中最適當的能量來源。

蛋白質的功能是多樣的；它是所有動物的生命之源，它可以造成組織細胞，也是造血、造肉的營養素；同時也是製造維持生命的生理機能不可缺乏的賀爾蒙酵素的主要成分。

動物和植物的食物中都含有蛋白質，絕不會由碳水化合物或脂肪合成，所以想要攝取定量的蛋白質，就必須從食物中得來。

不論是動物性或植物性蛋白質都不應該偏食，而應儘量努力從各種蛋白質中均衡攝取，這是因蛋白質中胺基酸的緣故。

胺基酸是構成蛋白質的主要成分，種類也相當多，達數十餘種；胺基酸的排列順序，可以決定蛋白質的種類，不同的排列方式會產生不同的蛋白質。

蛋白質進入體內後，會先被分解爲胺基酸，再按照各自的目的重新排列，再次成爲有用的蛋白質，供給身體必須的養份。也就是說，若想巧妙地攝取蛋白質，就必須均衡攝食重新排列時所必要的胺基酸。並非如大家所想的，只要吃魚，那些蛋白質就會進入體內，直接爲身體所吸收、利用，而是先分解爲胺基酸，在體內重新編排後，才能發揮它的功效。如果各種胺基酸都能均衡攝取，重新編排時也會比較順利。

能夠被人類所利用的胺基酸共有8種，最理想的狀態是保持這8種要素的均衡。如果只偏攝取某一種蛋白質，在重新編排時就會發生某些胺基酸不足或過多的情況，因此，爲了讓它們有效的運作，我們不得不充分補給各種不同的蛋白質。

造成肥胖的最大原因是脂肪，也稱爲脂質。誠如大家所知道的，脂肪可分爲動物性脂肪和植物性脂肪兩種；比起碳水化合物和蛋白質，脂肪擁有二倍以上的卡路里。它也可以在體內由碳水化合物合成。

脂肪通常是儲存在皮下組織中，當做飢餓或運動時的能源。能源消耗量少於儲存的脂肪量時，皮下脂肪就會愈積愈厚，形成人人討厭的肥胖身材。

雖然我們不是特別想攝取這些脂質，可是它包含在各種食物中，會隨着其它的營養素一起被身體所吸收；其中需要特別注意的是精製食油。

油進入身體後的燃燒方式才是問題的癥結所在，它不像碳水化合物，在體內先變成葡萄糖，然後再進行既乾淨又完全的燃燒；食油的分解法就如同石油在煤爐中所進行的不完全燃燒一樣，它經燃燒所殘留的物質留在體內，引起循環的障礙。因此，絕對不可攝取超過身體最低需要量（一天25公克）的脂肪。

與碳水化合物、蛋白質、脂肪不同，維他命這種營養素是沒有熱量的，但却有調節生理機能的功用。維他命不足時，會引起身體各種病症。

維他命的種類共有二十多種，除了一小部份外，都不能在體內合成，因此它與蛋白質相同，必須完全靠食物中攝取而來。礦物質也跟維他命一樣，無法成爲熱量的來源，不過此二者却是維持生命不可缺乏的營養素。礦物質包括了鈉、鉀、碘、鈣、鐵、銅、磷、錳、鎂以外，對我們身體有益的所有無機物質的總稱；我們的身體正是由這五種營養素和水分構成的。只是脚部呈粗大時，正證明了這些部分已經失去均衡，一雙修長美麗的脚正是了解身體狀況良窳的最佳測量器。

● 米飯是可使脚變細的食物

一聽到碳水化合物，相信有不少人會把它和肥胖這二個字連想在一起。總是擔心它還是會令人發胖，而採取敬而遠之的態度，拒絕接受米飯爲三餐必備的食品。

首先，我在這裡要非常清楚、肯定地告訴各位：如果妳不把米飯當做主食，妳就不可能得到眞正纖細的脚。均衡攝取身體所必要的各種營養素，這是最基本的健康之道；而其中最容易爲各位所忽略的碳水化合物，事實上正掌握了其他營養素是否能順利進行其任務的重要關鍵，其對身體的重要性可見一斑。

如同升火燒開水般，我們的身體爲了維持生命，把從口部送過來的食物當做燃料來燒，產生熱能保持體溫的恒定，心臟在正常的體溫中才能發生作用，送出血液，然後一切維持生命現象的代謝才能進行。

對身體來說，可以成爲燃料物質的就是前面所提過的三大營養素：碳水化合物、蛋白質、脂肪，這些都可以成爲體內有用的燃料。

但，進入身體後可以立刻被消化、吸收，轉變成葡萄糖，而直接成爲燃料來使用的唯有碳水化合物而已。蛋白質和脂肪則需與其他器官相互作用後，才能成爲燃料，因此會增加身體的負擔。我並不是指蛋白質比碳水化合物的營養價值低，而是碳水化合物比蛋白質更適合充當供應我們身體所必要的熱量來源。

我常聽有些女性說：「蛋白質可以製造血和肉，也可以使我們的皮膚更光滑、具有彈性，使我們的頭髮更烏黑、茂密。」因此拒絕食用碳水化合物，而只吃蛋白質含量較高的食物。

的確，蛋白質對我們的皮膚和頭髮的助益很大，但要使它發揮這些功用前，必須先得到維持我們生命不可缺乏的能量才行。

若是由於忽略米飯等主食，導致碳水化合物不足，無法提供身體必需的熱量，蛋白質就得在滋潤皮膚之前，先充作單純的燃料來使用。

因爲如果身體沒有吸收進足以當燃料使用的碳水化合物時，蛋白質就會被當做代用品。

蛋白質進入身體後，爲了要成爲可茲做爲燃料的狀態，需要經其他器官的相互作用。例如：要把蛋白質變成單純的燃料時，肝臟必須發揮其最大力量來運轉，而要排出因此產生的廢物時，又需要腎臟的充分配合。如果一開始就攝取不必增加身體任何部分負擔的碳水化合物，豈不是可減少肝與腎的耗損嗎？肝與腎臟的過分勞動和粗大的腳是絕對脫離不了關係的。

攝取碳水化合物時，不需過量也不可不足，再配合其他均衡的營養素，才能造成美麗的肌膚和婀娜多姿的身材，更重要的是，一個健康的身體。

我國自古以來就盛產「稻米」這種絕佳的糧食，從各方面來看，它都是最理想的食品，可是遺憾的是，到今天依然有那麼多的人認爲吃米飯就會發胖。

米飯是眞正可使腳變細具有神奇性效果的食物，如果能配合海藻類食品一起食用，那是再理想不過了。因爲海藻在消除下半身肥胖方面也有無法抹煞的功效，如果能在攝取足量的碳水化合物同時，也吸收海藻的營養素，那豈不是一舉兩得了嗎？

●想要有雙富魅力的腳不可缺乏維他命

常有人把我們的身體比喩爲一輛車，要想使車發動，當然不能沒有汽油；這種能源以人體來說，就是於提供熱量來源的碳水化合物、脂肪、蛋白質等營養素。

光是汽油，還不能保證車子能長久使用，如果少了潤滑劑，不久，引擎及車輪的轉軸就會磨損殆盡。同樣的道理，我們若想生存下去，不只需要維持生命基本需求的營養素，還要有類似潤滑般的物質。

而具備這種潤滑劑功用的就是維他命和賀爾蒙。此二者可以促進我們體內的代謝順利進行，也有調節細胞活性化等的作用，其中賀爾蒙是身體的組織合成出來的，維他命類則不然。

維他命B_2或B_6可以經由以植物纖維為溫床的腸內細菌在腸中製造出來，除此二種之外，其他約二十幾種的維他命是無法由體內合成的。我們每天所需的維他命含量雖然極微，但假如不足，代謝就不能順利，給予身體不良的影響；因此需要從每天的飲食中補足。

一提到維他命，我想有很多人會立刻連想到生蔬菜和水果。但假如每天吃一盤生菜沙拉，不但不能如意獲得維他命，反而會使肥胖的脚更加嚴重。

大部分人都認為只要攝取「健康形像」良好的水果類，就可擁有苗條的身材和光滑柔嫩的皮膚；事實上，這是最大的錯誤。因為在水果中的果糖會毫不客氣的消耗掉它所含的維他命，同時，水果其實是卡路里相當高的食物，實在不適合當做減肥食品。而且食用過多的水果，不但皮膚會變粗，也會引起青春痘、雀斑、肝病等，還可以破壞下半身肥胖的人必須特別警戒的鈉和鉀的平衡，導致貧血、寒症、生理不順、浮腫、蘿蔔腿等病症。

每一種維他命都有其重要的任務，任何一項也不能忽略。在這裡我就以幾個可以使腳變得又細又迷人的維他命爲中心，做一個簡單的介紹。

維他命A——衆所皆知的，維他命嚴重缺乏時，將會有夜盲症之虞；對皮膚的影響亦巨，它使皮脂腺和汗腺的機能降低，皮膚表面呈現乾燥，角質也會增厚，變得粗糙不堪；再者，皮膚的抵抗力減弱，容易受細菌感染，青春痘一個接著一個冒出，分泌物也多了起來。

維他命A在肝油、牛奶、蛋黃、鰻魚、鱈魚、鯡魚、鯖魚、竹筴魚等魚類和貝類中含量最豐富；肉類中只有肝才有。

植物性食品中不包含維他命A本身，可是含有黃色素的蘿蔔、南瓜、菠菜等，會在體內變化爲維他命A，發生作用；此外，海苔也是非常優良的維他命A來源。

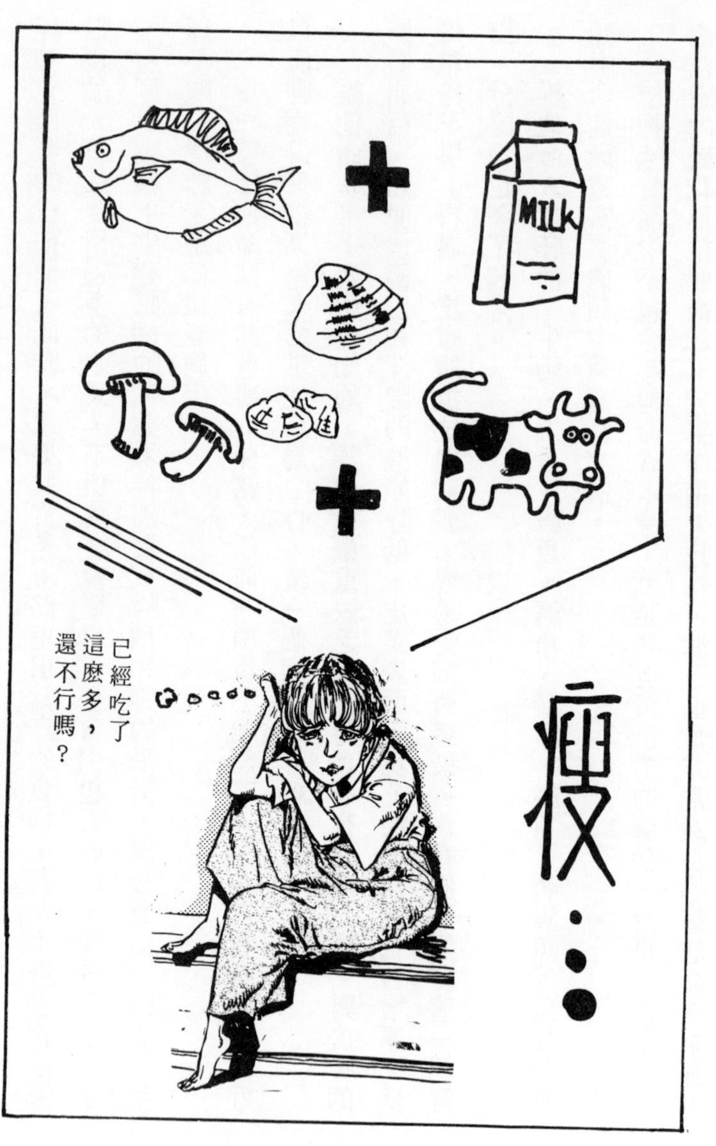
MILK
已經吃了這麼多，還不行嗎？
瘦…

維他命B群——維他命B群的種類繁多，是跟下半身肥胖和一般性肥胖關係最密切的維他命。

雖然其種類不一，但有一個共同的特徵是，萬一攝取不足時，就會產生以下的症狀來：

①皮膚的黏膜、胃、腸、血管發生異常。

②神經的活動不靈敏，精神狀況不佳。

所有B群的維他命都有聯鎖的關係，因此不管缺乏那一種，都會產生精神或神經上的障礙、皮膚炎、黏膜組織遭到破壞、胃、腸障礙等的症狀。

大部分年輕女性對甜食經常是毫無抗拒能力、愛不釋手，加上目前速食品、快餐的泛濫，攝食過多此類糖質含量較高的食物，當它們在體內分解時，會消耗大量的維他命B群。尤其缺乏維他命B_1時，會導致腳氣病，使腳部經常容易感到疲勞，有時也會產生手腳痲木或浮腫的現象，整個人陷入焦急不安的精神狀態中。

維他命B_2與B_1可以促進醣類分解出熱量供身體利用，跟脂質的代謝也有密切的關係；B_2不足的現象延續太久，脂肪的代謝就會不良，因此較易肥胖。

維他命B_1、B_2、B_6對於附著脂肪，淋巴液停滯的蘿蔔腿是非常重要的營養素。當然，若想補充其他B群的維他命，最好從複合性食品或含豐富維他命種類的啤酒酵母中取得較佳。

又，經常食用海藻也是攝取豐富維他命的一條絕佳途徑。

維他命C——維他命C又名美容維他命，對女性來說是較具親密感的維他命。提起維他命C，大部分人都知道它是治療雀斑，使皮膚細緻白皙的聖品，但你可能不知道，它同時也是造成美麗的脚不可缺乏的要素。

缺乏維他命C，膠質無法順利產生，擔任物質交換此種重要工作的微血管壁也會變得脆弱，使血漿蛋白容易滲出，或爲浮腫的原因。到處都可見皮下出血，演變成這種狀態時，就無法輸送充分的氧氣和營養素到各細胞中，廢物的處理也不能順利進行。

各細胞陷入氧氣不足的狀態，成爲廢物的滯留所，又無法過濾體液，血液逐漸傾向酸性，這種種對於想治好下半身肥胖的女性來說，都是致命的傷處。

維他命C對熱的抵抗力並不如一般人所想像中那麼低，可是對氧化它卻是一籌莫展。所謂的氧化就是定期暴露在空氣中，維他命C就會遭到破壞。例如：剛磨好的蘿蔔泥，其維他命C的殘存率近於零。

如果用果汁機來打，也會因中途所產生的氣泡，而使大部分維他命C遭到破壞。

有些人爲了攝取充分的維他命C，而將各種蔬菜和水果放進果汁機中攪拌成汁，然後飲用，這實在是一點意思都沒有，讀者以後千萬不要再做這種傻事。

同時，維他命C也是屬於水溶性的營養素。因此，蔬菜或水果在清水中浸泡過幾分鐘後，維他命C就會流失，更別說是用手去洗。又，煮太久，維他命C也會隨著氣體一起蒸發。

最好一天能攝取一公克的維他命C，而且以抗壞血酸粉末或顆粒來補充比較確實。

維他命E——在維他命所掀起的熱潮中，最引起大衆注目的就是維他命E。

維他命E可以防止血管因過度酸化而使脂質的吸收受阻，也可分解膽固醇或脂肪的積存，也就是說，維他命E具有預防血管硬化的功能。

維他命E的抗酸化、改善血液和改善賀爾蒙等功能，可以對身體各部分發揮偉大的影響力。當然，若是只爲改善下半身肥胖的不均衡比例，維他命E所擁有的一切特質，同樣是開啓成功之門的一把萬能鎖。

維他命E與維他命A同時攝取時，可以防止維他命A的流失，加強其弱點——酸化。

富含維他命E的食物如：芝蔴、胚芽米、酵母、肝臟、豬肉、蛋黃、豆類、萵苣、綠色蔬菜、綠茶等，都是非常好的來源。

●下半身肥胖時須注意礦物質的均衡

除了以上所介紹的之外，尚有多種的維他命，而且每一種維他命對身體都相當重要，千萬不要疏忽了。

只是，就算妳如何小心使維他命不致缺乏，但若沒有礦物質存在，維他命仍然無法發揮其神效的。只有在礦物質、維他命協同創造出酵母素時，所有的代謝作用才能順利進行。

或許是因維他命過度被渲染的影響，過去我們一直對礦物質類營養素不甚重視。我自己雖然經常向我認識的人鼓吹礦物質的重要性，可是我所聽到的回答卻是：「我家人經常喝礦泉水啊！」這一類令我啼笑皆非的話，也許一般人對礦物質的了解僅止於此吧！

台灣是個海島國，周圍蘊藏著取之不盡的海產，而海產正是礦物質的寶庫，當然不虞國人會有礦物質攝取不足的現象。可是最近飲食生活的歐美化，國人對礦物質的攝取量顯著減少了。

談到礦物質，不得不提出海藻來，因爲像海藻般富含各種礦物質，而且保持理想的均衡狀態的食品，在陸上找不出第二種食物足以媲美。

海藻不但礦物質的含量特別高，比起其他食品，也含有更豐富的維他命，例如：維他命A、B_1、B_2、菸鹼酸等，含量是蔬菜的數倍之多。

礦物質這種營養素與體內所有的機能都有關，特別是在體液的調節，佔有重要的地位。因此，想要使腳變細的女性，應該對它付出更多的關心才是。

碘、鈣、錳、鐵、鈉、鉀等礦物質的均衡，對於擔心下半身肥胖及希望在美容及健康上有所改善的女性，可以發揮其偉大的神效；因此，我奉勸各位平時注意攝取均衡的飲食。

值得一提的是，在所有食品中，不管從那方面來看，海藻素都是幫助我們脚變細最不可缺乏的食物。但也並非只要一心一意攝食海藻即可大功告成，還是要以「均衡」這個大前提爲基準才是健康之道。

身體在製造紅血球時，除了鐵、維他命B_{12}、葉酸等基本原料外，還需要蛋白質的配合；而要使蛋白質發生作用，又非得先攝取醣類不可，也就是碳水化合物。以上各種營養素如有任何一種缺乏，使造血活動無法順利進行，即會導致貧血。由此可知，正確的健康和美容方法並不是少吃就好，而是了解何種物質是身體所必須的，然後針對這些營養素予以均衡的攝食，這才是最主要的課題。

對於想把脚弄細而正在努力的人，我希望她們有一個正確的認識：腿並不是與身體毫無關連的一個獨立部位。不像雕刻家塑造女性雕像的過程一般，如果下半身的比例不均勻，就把多餘的部分去掉，修飾得纖細窈窕；或補足過窄的地方，琢磨的豐潤圓熟。同時它會永遠維持同樣的比例，絕不改變。然而人是有機體，充滿生命力，是靈動跳躍的，人體會隨着歲月的流逝而有生、老、病、死、喜、怒、哀、樂，這一切都會影響我們內部的組織，隨時都可能發生異動，豈能如塑像永遠一成不變。

的確，今日社會尖端科技日新月益，拜科技之福，整型美容的技術突飛猛進，其效果好比雕刻一般，可以依個人的要求修飾不完美的部分，但其中有一癥結：人體從頭部到脚底，任何一部分都不可能單獨存在、活動的；因此，今天你即使藉整型技術把脚弄成原本的一半粗，却不探究其根源，那麼，很快的，妳的脚還是會恢復原狀的。因爲那個潛在的病因並沒有消失。

當妳爲了脚的再度變粗而苦惱時，千萬不可灰心，就此放棄；而要積極的與專家會商，找出根本原因，再以此爲出發點，努力去除這個病源即可。

行文至此，相信大家都了解，下半身肥胖從各方面來看都是導因於身體均衡的崩潰；同時，逐一追溯其根源，最後一定會歸結到不正常的飲食生活。

●「披薩和咖啡」會使脚愈來愈粗

此外，我在這裡也順便提一下，在脚尚未如預期般瘦下來前，絕對禁止的食物。這些東西的特徵就是會在體內留下有害物質，主要的是加工品。環顧四周，你不禁會爲加工食品種類之多、氾濫之程度而感到驚訝，我們在不知不覺中竟吃了這麼多加工品！

常見的加工食品除乳酪、火腿、德國香腸之外，還有魚丸、脆丸、速食麵等。這些東西的確是既方便又挺誘惑人的，但每天只吃這些加工食品，等於是殘害自己的身體，更別希望擁有一雙美麗的腿。

加工類食品在製造過程中，均廣泛地使用保存料、防腐劑、漂白劑、防蟲劑、色素、乾燥劑及強化劑等，同時爲了達到食品保溫、乳化、殺菌、香味、膨鬆、彈性、防濕、防變質等目的，也摻雜各種的化學用品。

利用這些食品添加物雖然很方便，站在廠商的立場上也是百利而無一害，但他

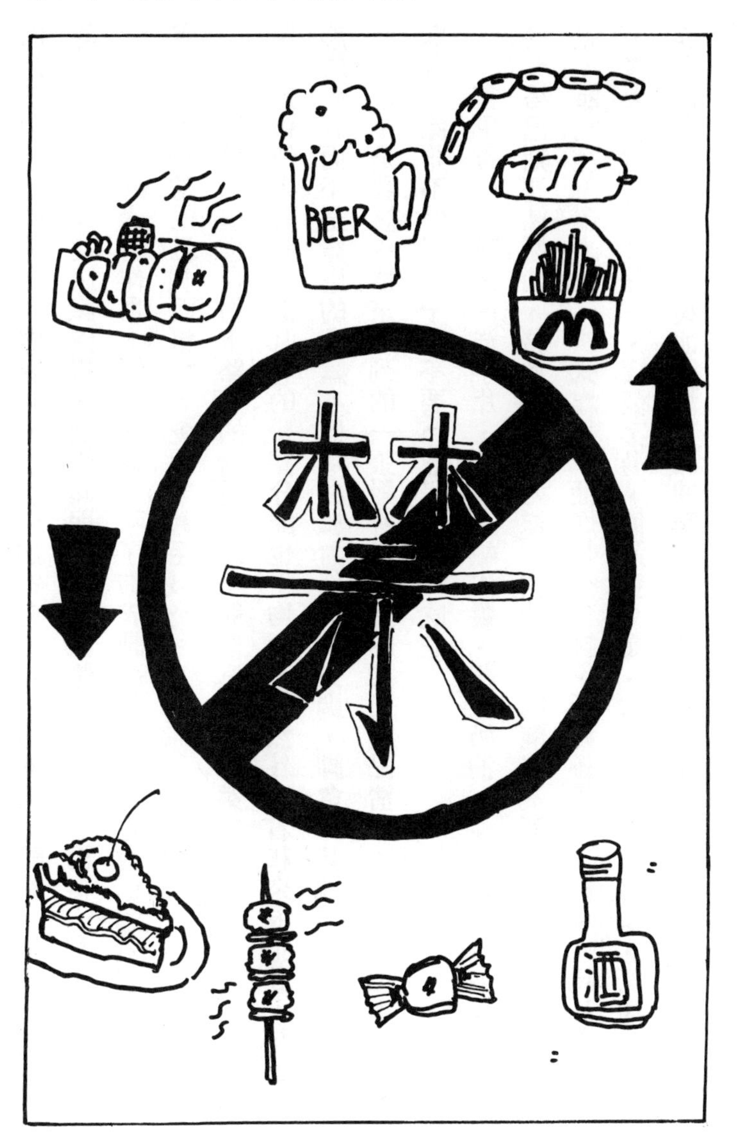
BEER
禁
酒

們是否知道（或是否考慮過），這些添加物會破壞人體的消化酵素、使血液酸化、降低肝臟功能、使胰臟受損、血管脆弱等，對人體可說是百害而無一利。這些部分的障礙影響到代謝作用，使其混亂；除了造成脚部粗大外，也會引起營養失調、皮膚得不到正常的滋潤而粗糙、乾燥，甚至發炎。

不用說，這種食物卡路里的含量也比一般家庭自製的菜肴高二倍以上，長期食用一定會使人發胖。況且它的營養分配也不均衡，雖然外表看起來很肥壯，却是病態的症狀而不是健康的流露。同時由於內部嚴重失調，脚會比其他部分異常腫大。

以下是我信手拈來所列的一張對身體有害的加工食品清單，作爲各位取食時的參考，除非不得已，千萬不要（最忌經常）吃它：

德國香腸、臘肉、洋芋片、煎餅、鹹肉醬、花生奶油、沙拉醬、辣椒醬、蕃茄醬、塔巴斯哥辣醬油、豬肉醬、美乃滋、肉汁、德國醃漬高麗菜、西式泡菜、鹹餅乾、鹹胡桃、爆米花、法式炸魚、油炸物（豬排、天婦羅等）、餅乾、馬玲薯沙拉、義大利脆餅（披薩）、罐裝菜湯、簡速食品類、中華麪、巧克力類、奶油、蛋糕等西點食品、奶油水菓冰淇淋、冷凍菓、碳酸飲料（汽水）。

咖啡不必像以上食品必須絕對禁止，但在量的方面却要嚴格限制。咖啡喝太多，會把對水分的排除負有重要任務的鉀向體外排出，使水分在體內停滯。腳太粗的人不適合飲用咖啡，最好改喝其他的飲料；萬一已經喝慣了，戒不掉時，也要選擇低咖啡因才好。

●選擇可以排泄體內廢物、調整身體狀況的食物

過去妳是否常吃那些應該禁止的食物呢？答案如果是肯定，那麼妳現在一定爲了粗大的脚而煩惱着。爲使解除下半身肥胖的願望早日實現，我除了介紹一些應該避免的食物外，也要談一談另外有助益性、積極性的食物。到目前爲止相信各位已經從字裡行間領悟出我所希望帶給妳們的一個觀念——要使脚變細，必須以攝食海藻爲首要條件。但每天光吃海藻也不行，因此以下我要列出幾個除了海藻以外的食物與其適當的調理方法，希望各位視自己的需要，運用在飲食生活中。

魚類（比目魚、鰈魚、竹筴魚、鯡魚、鮭魚等）

因爲這些魚的脂肪含量較少，蛋白質又高，所以只要在調理時稍加用心，絕對不須擔心它會使人發胖，可以安心的享用。調理時避免油炸，最好用烤的或水煮或煎，起鍋後只須加少許的鹽巴佐料；除了水煮以外，儘量少用醬油等調味料，澆一點檸檬汁，魚肉會更加新鮮可口。

一般說來，魚類可算是相當好的食品，不過油脂較多的則最好避免，因爲這不僅是脂肪的攝取問題，它也會導致維他命B群的缺乏，容易變成浮腫，使脚加粗。其他如沙丁魚、秋力魚等本身會發光的魚類應積極的補充，因爲他們對腰痛的預防、肝臟的維護、高血壓的平穩等都很有效；不過曝曬後的魚乾及鹽醃漬過的鹹魚必須特別注意勿食用過多。

貝類（海扇、紅貝、平貝、牡蠣、蛤、蜆等）

這幾種貝類不但蛋白質豐富、不含脂肪，而且又蘊藏著種類繁多的礦物質，當然是人人不可錯過的絕佳食品，希望大家多多食用。蜆可以加在味噌湯中、蛤仔可以用酒蒸，其他則可以澆一點檸檬汁後生吃。

蛋（有精卵）

每一個蛋黃中，平均蛋白質約佔一五%，脂肪佔三一%，其餘則有磷、鐵、維他命B_1、B_2、菸鹼酸等。尤其菸鹼酸進入體內後，就會轉變成維他命B_2，而維他命B_2不但可以排泄脂肪，防止脂肪的積存，又可以幫助酵素作用、促進消化吸收，促進膽固醇的代謝，這種種的功能對下半身肥胖的治療均有奇效。但也不能因爲它的營養價值高而猛吃，最好一天以一個爲限，而且不要用油調理。

完全不含糖質的蛋，一天攝食一個就等於確保每天身體所需的胺基酸，它並且具有解消性賀爾蒙的缺乏、強化肝臟等功能，是爲製造健康的身體和完美比例的身材之最大功臣。

豆類（大豆、納豆、紅豆）

提起大豆，它有一個響亮的別稱「田園之肉」，就跟肉類富含動物性蛋白質一樣，大豆是所有植物中植物性蛋白質含量最高的，可說是代表食品。而且它的脂質也很低，幾近於零，因此不管加上何種調味料都可放心食用；它同時也是屬於鹼性食品，可以淨化因長期吃肉而酸化的血液，使皮膚變得更光滑、柔細。

納豆所含的脂酶作用很強，可以分解脂肪酵素，因此其維他命B群的含量也是普通大豆的五倍。對肝臟的解毒功能助益頗大，希望把脚弄細的人不要忘記，納豆和海藻相同，都是理想、珍貴的減肥食品。

如果單以酵素作用來比較，納豆中所富含的蛋白質分解酵素、澱粉質分解酵素、砂糖分解酵素足以傲視群倫，在所有食物中，沒有任何一種可以與它相提並論的。

豆腐是代表性的大豆食品，但酵素的作用略遜於納豆，而且近幾年來市面上所販賣的豆腐大多經機器加工，保存料的含量超過應有的比例，因此我不鼓勵各位食用。不過紅豆倒是爲消除下半身肥胖不可缺少的食品。

紅豆含有大量對消除便秘有效的纖維質，又有助於排泄脂肪、鹽分等身體的廢棄物。更特別的是紅豆中所持有的一種稱爲「石鹼精」的成份，它可以刺激腸的蠕動，使通便良好，不致造成便秘，同時也能促進尿的排泄作用，消除心臟病或腎臟病所形成的浮腫現象。

乳類製品（脫脂奶粉、養樂多、鬆軟白乾酪）

牛奶是維他命A及維他命B_2最佳的來源，鈣的含量也很豐富，而且非常容易消化。全脂奶粉中脂肪含量太高，怕胖的人比較不適合，可以以脫脂奶粉替代。

養樂多是由牛奶經乳酸發酵而成的。因此特別容易消化，也可以從中攝取多量且質純的蛋白質。以發酵的過程所產生的活性物質可以加強體內乳酸菌等善玉菌，並抗制惡玉菌；同時它也具有植物纖維的功能，容易便秘的人不妨經常當點心飲用（但不可加糖）。

擔心體重直線上升的人最好避免購買市面上現有的成品，可以自己在家裡試著以脫脂奶粉來製造養樂多。

一般我們所說的乳酪都是指加工乾酪，尤其本地所產的乳酪爲了迎合國人的口味，在加工過程中往往放進太多鹽分及添加物，而且卡路里含量又高，營養素又極缺乏，酵素及菌的作用也幾乎沒有，因此我奉勸各位不想發胖或希望腳變細的女性最好放棄它。

要吃眞正的乳酪就得選擇天然的，尤其是鬆軟白乾酪才是一等一的極品。因爲它所擁有具整腸作用的酵素及乳酸菌活動旺盛，維他命A、鈣質、維他命B_2等的含量也相當於牛奶的五倍以上。

肉類（鷄肉、小牛肉、牛肉、豬的里脊肉、豬肝等）

肉類中所包含的脂質一進入體內就立刻變成脂肪，連續吃太多肉食，硫酸、磷酸、尿酸等酸性物質會不斷增加，使體液傾向酸性，促進老化速度。

但這並不意味著從此須與肉類隔絕，每天攝食少量的肉類食品，不但不會導致脚部肥胖，反而會供應身體能源，使人精神奕奕，更活潑、開朗，也更有衝勁。

許多女性因受了錯誤的飲食觀念的影響而罹患「脂肪恐懼症」，只敢吃瘦肉或根本拒絕食用；如此極端的偏食應即時改掉。妳當然要避免油脂食物，但妳可以選擇脂肪較少的瘦肉買回家中自己做，在調理過程中將油抽掉，或改變吃法，如此一來，肉的問題就不足以構成威脅。總之還是一句老話，均衡的食物才有可能造成妳心目中美麗的脚來。

魚貝類、蛋類、大豆類、肉類都是爲了解消下半身肥胖的妳必須積極攝取的食物，而它們的共同特徵就是蛋白質的含量豐富。不過，不管是動物性或植物性蛋白質，攝取過多時都會造成肝臟的負擔。

肝臟的作用是合成脂肪及分解脂肪，也就是脂肪代謝的場所，與胖或瘦關係密切。

如果我們攝取過多的蛋白質，使肝臟的負擔增加，肝的機能就會降低，難以發揮分解脂肪的作用，當血液把脂肪搬運到肝臟時，肝已失去去除它的能力，只好任由脂肪到處沈積了。

像如此因蛋白質過多所造成的肥胖而不易消瘦的體質，單以腳來看，就是小腿肌肉顯著的突出而且僵硬，這也是比較難治療的型態之一。

相反地，蛋白質假如有不足的現象，血液的濃度就會變淡，血液中的水分滲透出血管外來，這些水分會停留在腳上，因此才有浮腫的產生。爲了使腳變細，我在前面也建議過大家積極的攝取低脂肪的蛋白質，只是我所謂的積極並不意味著超量攝食，而是鼓勵那些過去因錯誤的觀念而不敢吃肉類或魚類的人也能儘量的食用。

我們身體所需要的蛋白質大約是成年女性每天七十公克，而且要維持定量。弄錯了「積極性」的含意，每天光吃蛋白質食品，對身體反而會有不利的影響。

蔬菜類（芹菜、胡蘿蔔、青椒、青菜花、白花菜、青蘆筍、冬筍、竹筍、牛蒡、大蒜、韮菜、蘿蔔、欵冬、洋葱、高麗菜、葱、菠菜）

蔬菜含有大量膠質性的碳酸鈣，因此非常容易被身體吸收。只是千萬要避免生吃，須以熱開水快速的燙一燙，或煮食比較恰當。

年輕女性特別相信生蔬菜沙拉的魔力，堅信它是最具美容效果的食物，因此有些人每天固定都要來上一盤。殊不知這才是造成下半身肥胖的主因。

生蔬菜中約有百分之九十～九五的水分，況且又拌著高卡路里的沙拉醬，和大量使水分代謝不良的鹽，如此的一道菜當然會使脚愈來愈粗。如果妳眞的很喜歡吃，那麼最好把胡蘿蔔、芹菜、小黃瓜等切成條狀，並且特別注意：不要加鹽及沙拉醬，直接吃即可。

菌類（香菇、草菇、香蕈）

卡路里的含量特低，維他命又異常豐富，是非常理想的減肥食物。它的作法很多：加在味噌湯中，湯的滋味會更香濃，也可以直接火烤，再澆上檸檬汁後風味絕佳，不但沒有肥胖之虞，又可以享受豐富的一餐。

種實類（栗子、芝麻、胡桃、花生）

種實類的食物一般說來均富含維他命，但不幸地，也都屬於高卡路里群，因此在食用時須特別注意量的節制。市售作為零嘴的胡桃大都是鹽分非常高的，儘量不要去碰它，要吃花生、胡桃時，也必須選擇附有外殼的種類，以防止鹽分的浸透，吃時自行剝殼。

所有種實類中脂肪含量最高的就是胡桃。但它所含的脂肪大部分屬於不飽和性脂肪酸，可以去除附著在血管壁的膽固醇的亞蔴仁油酸和麻油酸。此外它也富含維他命E，可以把氧氣送到身體各處，使血液循環維持順暢；因此，想要有細緻的腳，最好每天吃一個胡桃當做點心。擔心太胖的朋友最好衡量自己的情況，如有卡路里攝取過量時，則應當避免，以免情況愈來愈嚴重。

栗子對下身肥胖的女性來說可算是最有效的食品，因為它含有可以把體內鹽分排出的鉀和喜食甜食的女性容易缺乏的維他命B_1，營養價值相當高。

儘管栗子有這麼多優點，但如果每天都像過年節一般毫無顧忌的一個接著一個吃，尤其是以洋酒加糖浸漬過的蜜餞栗子，那就得另當別論了。最理想的吃法是和米一起煮，如此即可補足胺基酸及維他命。

花生含有豐富的維他命B_2及菸鹼酸，屬於高蛋白食品，所以對於蛋白質不足所造成的肝臟障礙很有效。只是卡路里含量非常高，人們一開始吃花生米就無法停止，所以不要整盤放在面前，取適量即可。

芝蔴中除了蘊藏大量的亞蔴仁油酸外，還包含很多我們在飲食中容易缺乏的營養素，諸如：維他命B_1、E、鈣質等，是值得推薦的優良食品。

芝蔴在食用前一定要先研磨成粉末狀，較爲容易消化吸收，如果省略了這道手續，珍貴的營養素在未被身體吸收之前，即會通過小腸而排泄出來。如果能事先做好芝蔴醬放在家中備用的話會比較方便些。

水果類（蘋果、香蕉、木瓜、葡萄柚、西瓜、柿子、草莓）

一般來說，水果給人的印象總是對健康及美容有莫大的助益，每個人都認爲只要吃水果，皮膚就會出現光澤富彈性，同時也可以擺脫肥胖的煩惱；因此每天拼命吃水果的女性很多。但大家不知道，水果實在含有太多的果糖，卡路里的含量也超過各位的想像；而且這個果糖轉變成中性脂肪的比例是葡萄糖的二倍，所以肥胖的人應視之爲畏途才是。

有些雖然並不很胖，只是比較容易產生浮腫或爲下半身太粗而苦惱的人，情形則稍有不同；不過即使他們的症狀較輕微，也並不表示任何水果都可自由取用，對於鈣質的含量較多的水果多攝取一些，則有助於苦惱的消除。可是全身性肥胖而也想使腳變細的人，吃水果方法就不見得有效，因爲它的果糖會陰魂不散的附著妳，帶給妳更多的困擾。這時，鈣質的需求量最好能從零卡路里的海藻類食品中補充。

接著以下再來介紹幾種對於脚部美容助益頗大的水果。

香蕉——一般人都認爲香蕉是高卡路里的水果，會使人發胖，但因它的消化功能良好，再加上鉀的含量特豐，脂肪、鈉則很少，所以最適合希望雙腿苗條的女性食用，也可以作爲主食。

蘋果——蘋果是少數含有大量排泄鹽分作用鈣的水果之一。同時也富含一種稱爲果膠可溶於水的纖維質，對下痢或便秘都有適當的幫助；此外也含有能使熱量代謝良好的蘋果酸。

木瓜——木瓜素以含量豐富的維他命C爲特徵。而且其蛋白分解酵素、番瓜素等，在我們吃了太多肉食後，可以減少胃腸的負擔；又含有大量具整腸作用的果膠。

草莓——草莓的維他命C含量也很多，每天吃五個就足以攝取到維持身體一天的需要量。但市售的草莓醬因添加的糖分過高，千萬不可食用。

西瓜——不論是想改善脚的狀況或維持原本美好修長的線條，西瓜可說是最理想的水果；它不但是鉀的寶庫，而且又有特殊胺基酸檸檬黃素，可以促進利尿，當然鹽分也會隨著尿液排出；對腎臟病、膀胱炎或高血壓等的治療均有輔佐的效果。

柿子——長輩們都曾告誡我們：「吃柿子會引起寒症！」其實，這是因爲鉀的作用，使我們吃完柿子後總想上厠所，所以表現出「寒冷」的樣子。它所包含對脚的美容有助益的營養素除了鉀以外，還有維他命A及B群。

葡萄柚——葡萄柚的卡路里相當低，而且其維他命、鉀的含量也比蘋果、西瓜、木瓜更高；形成其獨特酸味的成分——枸櫞酸，可使新陳代謝更活躍。

以上就是我爲各位所推介的七種對腿部減肥有效的水果，但不管它們的優點有多少，如果極端的只吃水果或一次吃超量，那都不是適當的作法。

假如妳現在正努力想重造一雙迷人的玉腿，那麼我建議妳：在妳的節食食譜中，請删除這七種以外的水果。不管妳以前多麼的偏好它，從今天起跟它說拜拜吧！

海藻類（裙帶菜、洋栖菜、海帶、海藻屑、黑海帶）

如同我過去所強調的，海藻類的卡路里含量雖然幾近於零，但其維他命和礦物質含量却是一般蔬菜的一〇〜一〇〇倍；是陸上任何一種食品均無法比擬的礦物質寶庫。對製造又細又富魅力的脚是不可缺乏的食品。

●血液循環愈差者脚愈粗

血液循環良好是使脚瘦下來的條件之一。如果靜脈產生了停滯的現象，組織液也會隨著停留在這裡；更嚴重時，淋巴液也無法流動，開始貯積。有時也會使透過微血管壁所進行的物質交換產生障礙。

只有順暢的血液循環才能帶動全身的各種機能，源源不斷地輸送氧氣和營養素給每一個細胞，同時毒素也會被排出。但現在的飲食生活方式對血液及血管却產生了各種程度的不良影響。

例如：充斥在市面上缺乏維他命及礦物質的高脂肪食品將會在血液中製造出很

多膽固醇的脂質，增加血液的黏度和密度，使血液流動緩慢，不易通過血管。

另一方面，長期積存的脂質因受到血液所攜帶的氧氣的影響而酸化，附著在血管壁上，使內腔更爲狹窄。

但如此日漸狹窄的血管却仍然需要流通日漸黏稠的血液，怎麼可能不發生阻塞呢？

一旦血管產生阻塞的現象，血液即無法流通，結果使細胞無法接收到氧氣和營養素的供給，造成細胞的迅速老化或死亡。

血液循環不良，細胞加速老化、代謝逐漸緩慢，種種因素阻擋了傳送營養素到皮膚層的通路，使表皮淤血。同時淋巴液停滯也會使靜脈對組織液的吸收受阻。

即使在如此的情況下，身體還是會設法依靠僅有的血液來維持運作。

可是一旦身體的某部分緊急需要大量血液時，就會發生來不及向心肌供給氧氣的非常事態來，最嚴重的結果可能是——心臟停止跳動。

因此，要維持身體健康，必須有清潔的血液。

具有淨化血液功能的食品中，還是以海藻爲最佳；硫酸多醣、藻朊酸、胺基酸、海藻脂質，還有海藻中含量最多的礦物質，這些原素會彼此互相作用以淨化血液。

被淨化過的血液經常通暢無阻的在全身循環，被稱爲「人體垃圾箱」的淋巴系也會順利的活動起來，把剩餘的液體、脂肪、異物等完全排出體內。如此一來，我們就可永保健康的身體，不必爲了美容上的問題而煩惱或下半身肥胖而怨天尤人。

如此看來，血液及淋巴液循環的良好與否具有左右我們健康狀態的影響力；更深一層說，佔著體重比例約六〇%的體液，只要視其狀況如何就可明白身體的健康情形，這是無庸置疑的。

我們的體液在呈現出不偏於酸性的弱鹼性時，才能確保眞正的健康。

大家都知道，食物有酸性與鹼性之別；是不是嚴拒酸性食物，持續且大量地攝食鹼性食物就可造就出健康的弱鹼性體質呢？其實並不是那麼單純的推理。我們所吃下去的東西最後會傾向酸性或鹼性，這是要視食物中所含礦物質的元素種類及量來決定。

也就是說，磷、硫磺、氯等酸性元素及鈣、鈉等鹼性元素的數量是否能在體中保持均衡的比例，這是最重要的問題。此外，這種比例的配置也會因血液或腎臟的作用而改變。

在每天的飲食中攝取過多的酸性食物，或鹼性食物嚴重缺乏時，我們就很容易感到疲倦、精神不振；更不好的是，保持酸、鹼均衡的礦物質不足時，調整體液的機能就會喪失。

這種狀態若不加以改善使之繼續惡化，體內的酸性物質會愈積愈多，不久體液也就完全酸化，這時細胞的活動會受到阻礙，血管也變得脆弱，身體的抵抗力減弱，當然容易生病。

可以決定體液爲酸性或鹼性的食品大致如下，而這些食品的酸、鹼性則決定於剛才我所提過的那幾種元素。

酸性食品——穀類、麪包、魚肉類、蛋類等。

鹼性食品——蔬菜、水果、海藻、牛奶、大豆等。

若想防止體液酸化，最好的方法就是均衡攝取以上所列的食物，特別是海藻。海藻所含的鹼性元素約蔬菜的三倍，至於具有調節體液酸鹼度使之保持均衡作用的礦物質含量，則是蔬菜的一〇～一〇〇倍。

如同我在前文中數度強調過的，我們的身體具備各種調節機能，當然酸鹼性也在調整之列，不會輕易地讓它產生不均衡的現象。雖是如此，傾向於酸性的人還是比較多，原因不只是鹼性食物的攝食量較少，也由於礦物質成份的缺乏，因此使均衡機能產生過度負擔的現象。

經常在三餐的菜單中準備鹼性特別高、礦物質也很豐富的海藻食物，就不致傾向酸性了。

●從礦泉水或自來水中攝取水分

水分對人類來說，是不可或缺的基本元素。

尤其是酵素以及各種營養素均需以水分爲媒介方能充分發揮其作用，因此是維持生命的重要成分之一。

成人的體重中約有六十%是水分，在我們體內的各組織中，也含有相當比例的水分，因此有人戲稱我們的身體如「水桶」一般。

雖然水分對身體很重要，但毫無節制的喝法也不行，尤其是有肥胖傾向的人。當他們飲進大量的水時，脂肪的分解能力即告降低；這種人的水分代謝機能原本就不好，有貯存多餘水分在體內的現象，因此每天的水分攝取量必須限制在五〇〇～八〇〇c.c.之間。當然這並不單指開水，也包括咖啡、酒、茶、湯等，一切有關水份的攝取量均須有效的控制在這個範圍之內。

那麼，不是全身性肥胖，而只是下半身較粗的人應該怎麼辦呢？

一般說來，只是為脚部太粗而感到苦惱的女性，大部分都伴有浮腫的現象，只須看看脚的狀況，就可知道水分異常停留的情形。這種人原本在體內就已貯存過多的水分，由此點來看，當然還是少喝為妙。

不過追究其原因，這種有水份異常停滯現象的人並不是由於攝取過多水分所引起的，而是因某種原因導致體內的鈉急速增加，無法順利的排出水分。因此，應該把鹽分的限制及促進利尿作用二項列為最優先考慮。除了特別情況外，水分無須加以限制，但鹽分則須控制在每天六公克以下；再佐以海藻類鉀的含量較多的食物，停留在脚部的水分，很快地就會自然而然消失了。

雖然在水分攝取的量方面並沒有特別的限制，還是必須遵守幾項原則才行。

①飲食中絕對不可以攝取任何水分，不管何種湯水、飲料，都會妨礙消化液的作用。

②萬一要攝取水分時，必須在飯前十五分鐘及飯後二小時，讓食物充分消化後才可以。

③咖啡、茶等飲料每天不可超過二杯。

④碳酸飲料、蘇打水在節食中是必須嚴格禁止的。

⑤最好的水分來源，原則上應從自來水或礦泉水中得來，除非有特別的規定，每天至少喝五～六杯。

⑥注意不要一次喝太多水，最好每小時喝一次，每次喝半杯。

⑦實行這樣的水分攝取法時，一定要跟鹽分的限制法並行才能收事半功倍之效。

如果無法確實遵守以上幾點，還是繼續像過去一樣在飲食中任意飲用湯水，妳

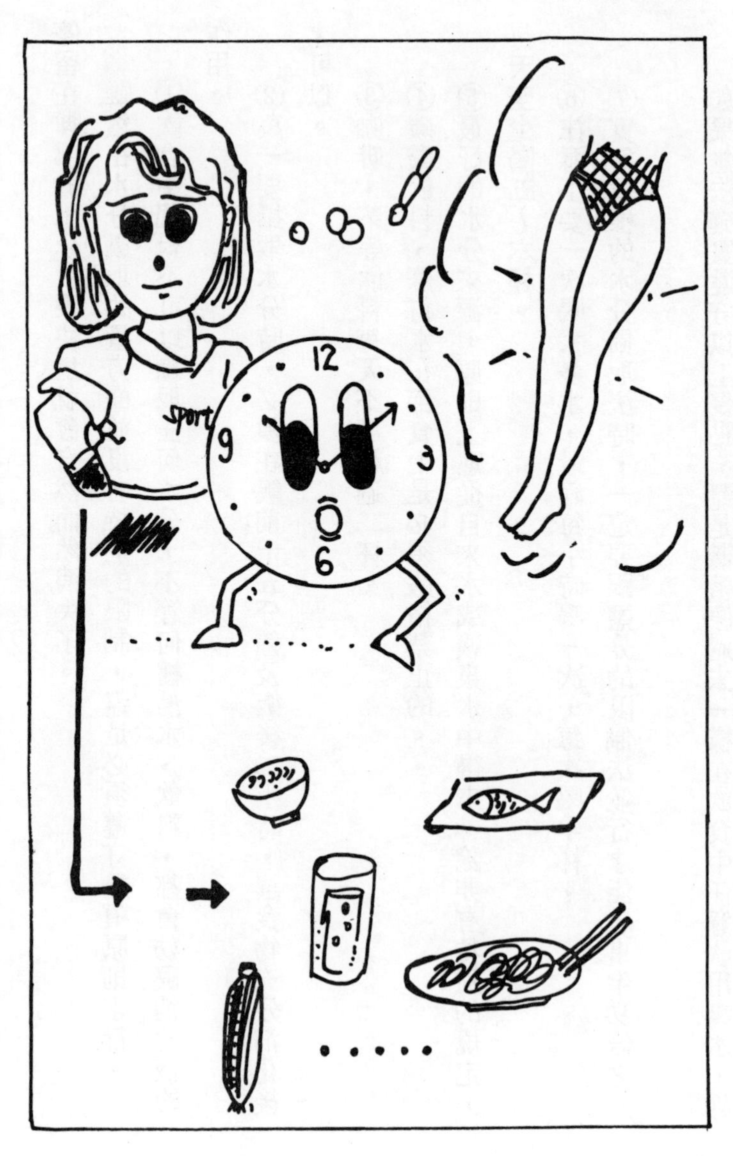
Sport
12
9
3
6

的脚會愈來愈粗。

●雞尾酒是下半身肥胖者的大敵

近年來由於經濟的發達，工商社會逐漸取代了以往的農業社會，婦女就業人口慢慢的增加，與人交際應酬的機會也相對提高。

究竟酒精對解除下半身肥胖會有何種影響呢？

這就得視酒精的種類爲何，及喝法是否正確而定，如果以上二項均符合要求，酒精對身體絕對不會有任何危害的。不但如此，它還可以幫助血液循環順暢、促進代謝作用，對脚部美容貢獻頗巨。

但是，因爲它的卡路里很高，而且進入身體後的酒精約有十%會在組織中轉變成脂肪（也就是中性脂肪和膽固醇），引起營養素的缺乏等，所以飲用法不當，反而會變成健康及美容上的剋星。

酒中的主要成分——酒精，會在我們體內直接或間接損壞爲了維持健康而攝取的必須營養素，使我們的營養素均衡產生偏差，變成破壞健康的主因。

在維他命方面，會因酒精而被消耗掉或排泄掉的有維他命B_1、B_2、B_6、B_{12}、維他命C、E等，我們爲了使脚瘦下來所辛苦補足的營養素，大部分都會喪失掉。

酒精同時也會引起礦物質的缺乏。礦物質（水溶性維他命亦同）無論在我們的健康維持上、減肥效果上及脚部美容上都是不可或缺的主要營養素，但它却會受到酒精促進排尿的影響，隨著尿液一起排出。

爲了讓自己早日脫離下半身肥胖者的行列，不管是何種酒，喝的時候最好不要超過一杯。如果自己可以決定酒類，那就要避免雞尾酒之類，而儘量選擇蘇格蘭威士忌、「保爾頓」（威士忌之一種）、或伏特加等，再加上冰塊調理，這是最理想的喝法了。同時維他命及礦物質的攝取量也須比平常增加一些；在無法避免飲酒的情況下，一定要牢記以上三點，缺一則有損身體。

下酒菜的選擇也需要多費一些心思，太油膩的菜肴當然不列入考慮，其他如洋芋片、油炸物、義大利脆餅等脂肪含量太高的東西，也要儘量避免。

最理想的下酒菜，我不說大家也一定猜得出來，不錯，它就是海藻。海藻除了本身是零卡路里外，調理時還可依各人的喜好變化不同的菜色，它又可以補充因喝酒而喪失的維他命和礦物質，跟蛋白質配合作用；可說是嗜酒者絕不可少的下酒聖品。

我了解，在當今重視人際關係的工商社會中，交際應酬是勢所難免，不過在腳尚未如妳預期般瘦下來前，還是請妳要格外的當心飲食才行。

●對下半身美容有助益的食物

到這裡爲止，我已經把所有有關下半身肥胖的食物，不管是正面或負面影響，全部詳細說明過了，以下我就把幾個重點整理一下，增加各位的印象。

①爲了供給身體所需的能量、幫助新陳代謝順利進行，每餐一定得確實攝取碳水化合物（米飯類）。

②肉類、魚貝類、大豆等富含蛋白質的食品，要設法均衡、不可偏食，每天大約七十公克。蛋一天一個較好。

③嚴格控制鹽分的攝取量。鹽分會使體內保存過多的水分，對下半身肥胖者而言，最需警戒。

各色菜肴的調味儘量清淡。

加工產品絕對要禁止。

④水分一天約五～六杯，以白開水和礦泉水爲原則。避免飲用碳酸飲料（汽水）和果汁（糖分太高者）；咖啡和茶最好一天在兩杯以內，而且濃度不要太高。

⑤廣泛攝取海藻類食品，每天至少要有三十公克。（無法多量攝食海藻的人，我鼓勵他們以海藻製成的濃縮粉末「瑪琳揚」來補充）

⑥水果攝食最好一天一次。

⑦在本節食菜單中，絕對禁止者如下：

加工食品、速食品、蛋糕、甜餅乾等西式甜點類；果汁、可樂、汽水等清涼飲料；豬排、天婦羅等油炸物，或調味品過量的一般料理；麪包類、速食麪等。

需要全身減肥的人，節食的內容則不盡相同；必須完全斷絕油分、不可吃水果、開水一天三～五杯等，詳細內容可以參考前面介紹過的部分。

第三章 利用正確的呼吸法來提高減肥的效果

•只要體內的排泄正常，就不致於下半身肥胖

我們每天所攝食的食物對身體有莫大的影響力，這一點相信大家都已經完全了解；對飲食內容加以適當的選擇，這是保持健康、維繫生命不可忽略的重點。

但這並非表示每天只要切實地供應身體所需的營養素，就可以高枕無憂了。我們內部的組織機能並不是如此單純，除了補充營養素外，還需依賴良好的代謝作用、正常的物質交換及氣體交換。對身體來說，已經毫無利用價值的東西如果一直停留在體內，就無法順利吸收新的有用物質，也會對身體有所損害。而已經棄置不用，所謂的「毒素」更須快速排出體外，一分鐘也不能讓它滯留。

身體如果能巧妙有效的處理脂肪和廢物，沒有一點殘留體內，多餘的脂肪就無法構成威脅了。至於其他的不用物質，也會隨著血液及淋巴液的流動，充分的排泄出去。

體內多餘水分的排泄、脂肪、廢物、有害物質等的排泄，這些作用如果無法順

利進行，就不必奢望下半身肥胖的問題能得到解決。爲了確保這些作用正常的進行，則賴腎臟、腸、皮膚等三個器官的功能完善，且密切的配合方有可能。

●使腎臟的機能活性化、排出多餘的水分

人體的腎臟每天大約可以淨化一・五公噸的血液，它同時還擔負著把廢棄物排出，再次吸收有用物質二項非常重要的工作。也可以跟肝臟配合起來，控制血中物質的濃度；因此，爲了使腎臟能保持正常的活動，確實供給全酸性營養素是不可忽視的要件。

除了攝取胺基酸均衡的高蛋白質食物外，還必須嚴格控制鹽分；鹽分過高時會使腎細胞功能降低，增加腎臟的負擔。

爲使腎臟順利活動，尤其需要維他命B、C、E等，來保護物質出入的孔道血管壁和腎臟膜。一旦維他命B群不足時，蛋白質的代謝作用就會產生混亂，無法順利提出尿素，排出體中的化學物質，相對的增加了腎臟的負擔、降低其機能。磷及

脂質具有提高腎臟淨化功能、減少尿中出現尿蛋白的效果。

了解腎的功能之後，妳一定明白了爲什麼每天應該攝取五～六杯的水分，因爲在腎臟完全正常的情況下，它可以利用這些水分轉化爲尿液，再利用尿液來排出體內的不用物質。

也許有些人不習慣一天喝這麼多的水分，其實習慣也是慢慢養成的，剛開始或許會出現一段不適應期，這時最好降低咖啡及紅茶的攝取量，逐漸增加開水的分量。

有些人認爲，水分停留在體內無法順利排出，可以使用利尿劑來協助排出。的確，情況嚴重時，我們當然必須借助醫生的力量或利尿劑來改善；可是，這應該是在實施飲食限制法和水分限制法仍然無效時，迫不得已的做法，因爲利尿劑有時會產生低鈉血症、脫水症、腎功能不全、高尿酸血症、高血醣等副作用，因此醫生在採用前一定會經過慎重的考慮。

在醫生的協助下使用利尿劑的人，有時尙不免罹患一些小症狀，何況是我們一般醫藥知識不充足的人；隨便在藥房購買後毫無節制的使用，這實在是太危險了。

因此，即使有必要時，也一定要在醫生指導下才安全。

人體的各種機能也是有惰性的，一旦它習慣於依靠藥物後，就會停止自力活動，不但無法恢復正常的運作，反而愈來愈衰弱。到了這種程度時，沒有藥物就休想排出水分，當然情況也就更惡化了。

與其依靠藥物，倒不如從日常的飲食方面著手，利用自然食品中含有利尿作用的成分來改善，這是最自然、最理想的治療方法。

以下幾種食品均富含利尿作用的物質。在飲料方面：現在正在流行的飲品——烏龍茶，是很好的天然利尿劑；在食品方面：海藻類、蘆筍、葡萄柚、高麗菜芽、洋蔥、蘿蔔、蘋果、葡萄、鳳梨等。在調味料方面則鼠尾草最有效。

●廢物積存過多而導致便秘

與全身肥胖的人相同，下半身肥胖者也容易罹患便秘，尤其是長時間坐在辦公桌前的辦事員，其腹肌的彈性會逐漸鬆軟，脂肪大量附著在腸間膜，腸的蠕動逐漸緩慢；由此種種因素，當然患便秘的機會很高。

年輕女性之中有些人因怕胖而節食，但因方法不當，應該吃的東西而不吃，才會導致便秘。太關心體重的女性，大部分都爲便秘所苦惱。

從生理學的觀點來看，便秘是因腸本身的機能欠佳，再加上過多廢物在腸中堆積，以致無法順利排出。可分爲二種類型：第一種是因大腸的蠕動緩慢而引起的「遲緩性便秘」。第二種則剛好相反，是因爲大腸蠕動異常高亢而產生收縮，使腸內的廢物不易通過的「痙攣性便秘」。

年輕女性所罹患的便秘大部分是導因於我剛才提過的應該吃而不吃的類型。她們攝食的量原本就不多，再加上不吃主食，只吃菜或快餐、沙拉，這種偏頗的飲食當然無法供給腸足夠的纖維素而形成便秘。

讓廢物長期停留在腸中，無論是對於健康或美容都有不好的影響。當它在腸中滯留的時間愈長，水分就愈被吸收掉，導致糞便漸漸硬化，這時就更難排出了。當我們所攝取的食物在體內完全被消化、吸收後，就遺留一些不必要的物質，也就是糞便；而糞便的排泄順利就跟飲食一樣，對我們的健康都有舉足輕重的影響力。

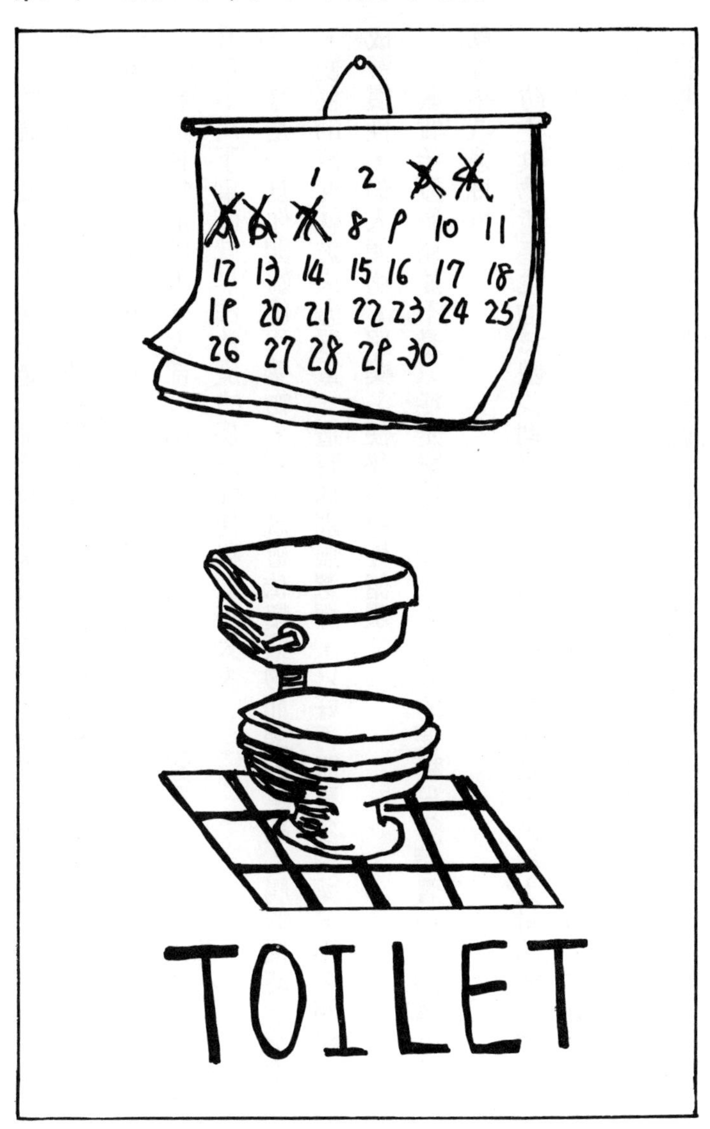
TOILET

的確，便秘本身並不是一種能立刻威脅到我們生命的疾病，但如果長期罹患而不加以改善，就會引起各種神經障礙的症狀來。精神無法集中就是其中之一；如此一來，心情就會變得焦躁不安，結果又形成了便秘。

有這種情形的人，大部分都會自行購買成藥服用，實在不能不讓人吃驚。其實眞正不用下痢劑就無法治療的疾病性便秘並不太多。

可是一旦你開始使用藥物，身體就會依賴藥物而懶於應變；腸的機能愈來愈低，便秘的情況就愈來愈嚴重。這時你別無選擇，只好再服更多的藥，不久便秘即變成習慣性，陷入便秘→服藥→便秘的惡性循環。

其實治療便秘並不是只能走藥物一途，大部分的便秘只須藉著輕度的運動量和飲食來改善即可。

防止食物所產生的氣體長期停留在腸內的最好辦法是，攝取大量的植物纖維。

談起纖維質，大家一定會立刻聯想到蔬菜所含的纖維素，或蒟蒻、水果中的果膠。你可能不知道，藻類也含有大量的纖維質，而且海藻那種獨特的黏滑性，在陸上植物中絕對沒有相同的，這就是海藻纖維的眞目的。

不管是陸上或海中、動物性或植物性纖維質，幾乎完全不被人體的消化酵素所消化、吸收；因此，過去在營養學上把它稱爲無用的物質或無價值的食品。但表面上看起來好像多餘的這些纖維素，却是解除便秘的關鍵，也擔負著維持身體的重責大任；並且經證實，它對廣泛的疾病的預防極具功效。

纖維的攝取來源並不如大家所想像的，只能從蔬菜中得來。實際上，除了一小部分外，大部分蔬菜中的纖維含量均不高，即使每天拼命地吃萵苣，也不一定保證能攝取到充分的纖維、治好便秘。

解除便秘之道，除了多吃海藻，別無其他更有效、更快速的方法。海藻所含的纖維比蔬菜纖維更柔軟，帶給胃壁適當的刺激，進行理想的整腸作用。不但如此，海藻纖維因富含水分而膨脹的緣故，給人一種腹脹感，因此，擔心吃太多而變得肥胖的人，自然而然地便減少了許多攝取高蛋白和高脂肪食物的機會。

除此之外，海藻纖維還有許多功能。例如：預防血栓的形成和因血液黏度提高所造成的血壓上昇、血中脂蛋白的降低、排泄有害重金屬、血中膽固醇的分解、幫助腸內細菌合成維他命、腸內有害物質及致癌性物質的吸收、防禦等。

綜合以上纖維質的優秀功能，再加上海藻所包含的各種礦物質的作用，我們不難發現：海藻不論在營養的供給方面或廢物的排泄方面，都是不可多得的絕佳食品。

若想預防便秘或解除便秘，注重飲食內容當然是首要條件，可是生活的節奏問題也佔有舉足輕重的地位。

首先，每天三餐在食物的調配方面要有充分而均衡的營養攝取來源，另一方面也要注意不可有運動不足的現象，睡眠要充分，致力於自律神經的平衡。

尤其早餐絕對不可省略，如此即能在一日之始使胃、腸引起反射作用，養成規律的排便習慣。

如果是已經陷入嚴重便秘的人，那麼早晨起床後，最好先喝一杯冰開水，這不是普通的開水，而是在前一天晚上就以茶杯裝好，放進少許切細的海帶，然後放進冰箱。待冷却後，隔天早晨喝效果更好。

如果覺得加了海帶的開水難以下嚥，也可以加一些檸檬汁或果汁調味。

不論如何，預防總是重於治療；與其患了便秘後再來着慌、忙碌，不如平時就多注意生活，同時也不要忘記在飯菜上儘量準備海藻類食品，如此不僅對妳個人有幫助，妳的家人也會永保健康、年輕的。

•皮膚是面積最大的排泄器官

皮膚覆蓋著我們全身，保護體內的器官，同時也擁有知覺、調節體溫以及排泄等各種功能，是人體非常重要的器官。

一個中等身材的成年人，其皮膚所佔的表面積約一・六平方公尺；重量是體重的一五％，約五倍於我們體內最大的器官——肝臟的總重量。從此點我們不難看出皮膚對身體的重要性。

人類就是依賴體內各器官密切的配合，才得以維持生命。皮膚雖位於外部，但並不表示它與內臟毫無關連，因爲我們常會感到皮膚的作用，而皮膚的機能衰退時，也會間接地影響到內臟的活動。

皮膚從體內接收到營養後，分布到全身的皮囊，同時由表皮排泄出汗、皮脂、二氧化碳等，來維持體內的均衡，並且保護皮膚表面。

在皮膚的各項功能中，與消除下半身肥胖較有密切關連的，當然是排泄作用。在皮膚組織中，包含各種重要的附屬器官，例如：神經、血管、淋巴腺、汗腺、脂腺等，而其中與排泄作用最密不可分的就是汗腺。

汗腺包括二部分：一個是包裹著毛根、支配毛髮營養、向毛囊內開口的大汗腺；另一個則是向著表皮開口的小汗腺。

大汗腺大抵分布於腋下及陰部，在青春期時開始發育，到老年期時則逐漸萎縮。

我們全身約散布著二〇〇～五〇〇萬個小汗腺，每天分泌七〇〇～九〇〇c.c.的汗水，也就是說，每小時約分泌三五c.c.。這個分泌物是我們經常忽視的，運動後及天氣炎熱時，出汗量也會增加。

從汗腺分泌出的汗水，其中大部分是屬於水分，此外也含有鹽分、乳酸、尿酸等，由於流汗的作用，體內多餘的鹽分及廢物才能經由皮膚排泄出來。

如前所述，想使脚恢復正常，需要使脚部的血液循環良好，消除淋巴液的滯留

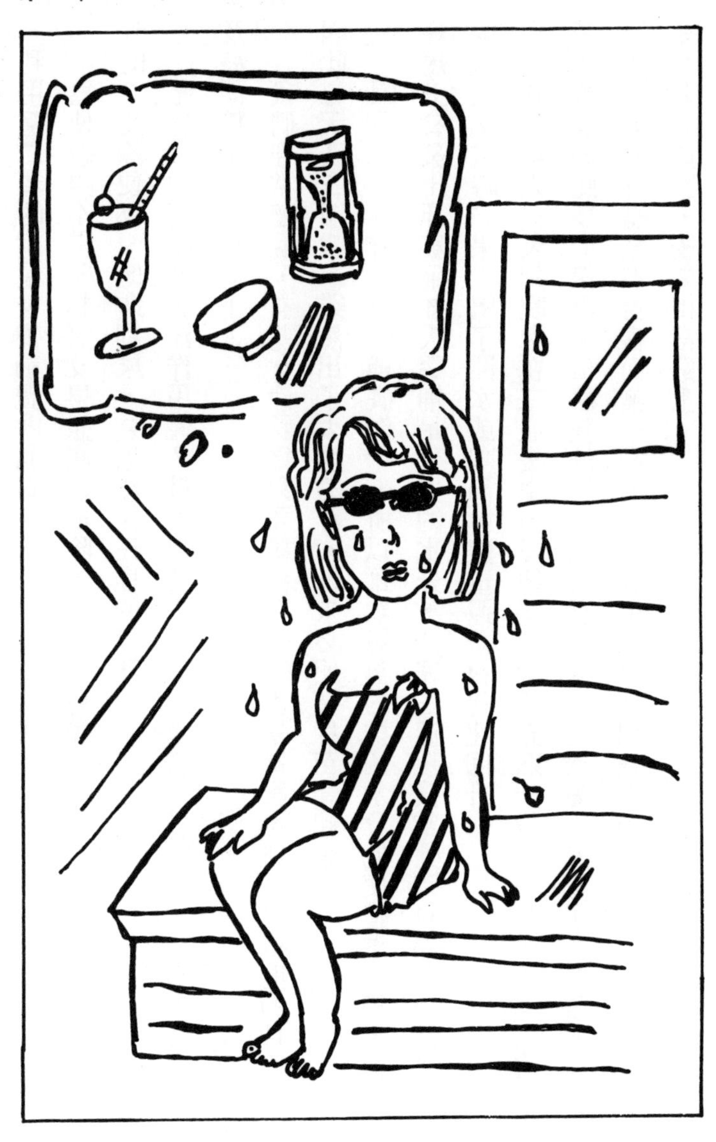

。利用這二者的循環，帶動體內脂肪、廢物以及毒素等的排出。

爲使體內不需要物質及早徹底的清除，排泄得乾乾淨淨，有三項工作是必須做到的：消除便秘、促進利尿、刺激汗腺旺盛的發汗。

究竟該如何促進發汗作用呢？最簡單的方法是——洗三溫暖。另外就是以石蠟及海藻粉塗抹在皮膚上。

我們經常聽說，有些女性認爲只要排出身上的水分就能達到減輕體重的目的，因此每天洗三溫暖，雖然出了大量的汗，也未必使身材苗條起來。

因爲人體具有水份的補償作用，所以雖然短暫的排泄水分能使體重減輕，但組織馬上會發出訊號通知大腦補足失去的水分，洗完三溫暖後常覺到口渴難禁就是這個緣故。這時如果又喝了開水或啤酒，體重還是會迅速回升。

有些女人一天到晚泡在三溫暖中，好像要把身體煮熟一般還不肯罷手。其實，發汗雖有如此多的優點，但瘋狂的施行到這種程度，也未免太過份了。像她們這樣的作法，對身體是有百害而無一利的。肥胖的人也採用這種方法來減肥，會帶給心臟太大的負擔，後果相當嚴重。

肥胖者最好不要把洗三溫暖當做減肥的手段，而當做使新陳代謝活潑、去除體內的毒素的一個有效方法才對。這時，一個星期以一～二次爲限，身體狀況較特殊，有增加心臟負擔的可能時，一個星期絕對不可超過三次。

的確，洗三溫暖是有很多優點，不但可促進血液循環、鬆弛緊綳的神經，還可以藉着發汗來促進廢物的排泄，進而達到維持健康和下半身肥胖的目的；但是萬一利用率太頻繁，反而會增加身體的負擔和疲勞感。

爲了在洗三溫暖時更有效地流汗，平常就必須注意鹽分的攝取量，儘量吃清淡一點的食物，再巧妙的運用海藻。把體內多餘的鹽分清除乾淨，同時記得在進入浴池之前，先喝一杯具有利尿作用的熱茶，如此一來，更能有效地排出體內廢物。

●呼吸法可以迅速消除下半身肥胖

呼吸是維繫生命最主要的原動力，而且對消除脚部粗大也可以發揮很大的功用。

向體內輸入氧氣、排出二氧化碳的氣體交換作用可以使細胞活性化，淨化渾濁的血液，同時刺激細胞返老還童，促進脂肪及廢物的排泄。

若能利用正確的呼吸法來暢通血液的流動，使其循環至身體各部分，帶動全身的機能活躍，就不會產生浮腫的現象。可惜的是，很少人會利用這項天賜的秉賦來改善其健康及美容上的困境。

所有動物，包括人類，沒有氧氣的供給就無法生存下去。一個月不吃任何食物，只靠少許的水，人類還能夠支持下去；即使滴水不沾，也可以維持將近一個星期的生命；但氧氣的供給一旦中斷，在二～三分鐘內會立刻死亡。人體各組織幾乎毫無氧氣的儲存能力，因此必須源源不斷地輸進。雖然如此，能夠正確施行呼吸法的人很遺憾的是少之又少。

呼吸作用的目的是為了把攝取的氧氣送到肺部，在肺部進行氣體交換後，再把不必要的廢氣二氧化碳送出體外。

呼吸在某種程度內是可以按照自己的意思來進行，例如長時間的閉氣或深呼吸，不管在何時何地，我們的呼吸都是在無自主意識的反射性動作中進行著。但在這時，做一次吸氣所送入肺部的空氣量只不過佔肺部總容量的八分之一而已。

那麼，如果想吸收多一些的氧氣時，該怎麼做呢？是不是加快呼吸的速度就可得到充足的氧氣呢？在運動中突然停止，呼吸的速度就會明顯地加快，這是因爲體內的能量被消耗，爲了補充失去的能量，才命令大腦傳出訊號，加快呼吸作用以吸收更多的氧氣。

但實際上，呼吸頻律愈快即代表呼吸量愈小，好不容易吸收到的氧氣，還來不及到達肺胞，只在支氣管附近逗留了一會，就又被送出去了。

再加上快速而短促的呼氣，從肺部出來的空氣量會大大的減少，尚殘留一部分含有二氧化碳的空氣在肺部裡，如此一來，充滿氧氣的新鮮空氣就更不容進入了。與其做一百次快速但量小的呼吸，倒不如坐下來慢慢的做一次深呼吸，它會更有效的送入氧氣。

以把肺部裏面所有空氣吐盡的決心，慢慢的呼出氣來，形成空無一物的肺部；這時肺部和外面的空氣間就會產生氣壓的差值來，所以不必勉強吸氣，新鮮空氣自然而然地就會流進肺部中。

體內氧氣供應不足時，氣體交換就無法充分的進行，酸性物質的淨化也不能順利展開，如此一來，身體就會產生種種不快活的症狀——頭痛、腰痛、發炎、痲木等。若能經常做慢慢的呼吸訓練，對美容、健康兩方面都具有不尋常的意義。

正確的呼吸法對精神方面也有深遠的影響力，效果更是不容忽視。說也奇怪，只是做一個吐氣的小動作，心情自然而然地就穩定下來，說不出的安祥、和諧。因此，如果能養成單純的呼吸法，即可保持心情的平靜，緩和心中感情的波動，同時也可避免精神經常處在高亢的情緒中，造成體內恒定的破壞、均衡的失調。

突發性的浮腫等症狀受精神方面的影響也很大，由以上的事實看來，要讓下半身勻稱、修長，必須先使心安定下來，其重要性相信大家都能理解。

環繞在我們周遭的種種困擾，諸如：經濟不安定、複雜的人性關係、生活的調配等，形成巨大的壓力，重重地壓在我們身上，使我們幾乎喘不過氣來。壓力太大時，就會產生欲求無法得到滿足或焦慮不安、易怒，有時也會感到毫無理由的恐懼、心悸、焦躁，把人折磨得精力全無、陷入精神上及生理上的雙重病症中。

一旦發展到以上的狀態，體液將傾於酸性，體內的疲勞物質及廢物都無法順利排除，造成抵抗力衰弱，易罹患病症的體質；這種種症狀均充分顯示出，支配著心理及生理的自律神經的均衡已經瀕於崩潰。

自律神經由交感神經及副交感神經構成，這二者之間如果能彼此協調、充分配合，健全地發揮其機能，自律神經就能保持均衡。經由正確的呼吸法，使氧氣的攝取和供應之間合作無間，這是在調整自律神經上非常重要的一環。

精神狀態的良窳對我們的影響不只限於美化下半身的曲綫，還可使我們永保健康、年輕、美麗。希望大家都能使用正確的呼吸法，好好強化自律神經、努力控制自己的情緒，在精神上永遠不會產生任何困擾。

在這裡，我想介紹幾種不同的呼吸法以作爲各位施行時的參考，各位可以選出最適合自己狀況的項目試試看。如果妳不喜歡有肢體動作，只施行呼、吸之間的交換也可以。在進行運動法、鬆弛法時，正確呼吸法的配合可以收事半功倍的效果，即使在日常生活中，我也希望各位能多多採用慢慢的深呼吸法。

●基本呼吸法（仁王禪呼吸）及（丹田呼吸）

我先介紹簡單的「仁王禪」呼吸法。

背部挺直，坐在椅子上，兩手向上高擧成直綫，接著一邊慢慢地放下，一邊作長長的吐氣，完全吐盡時，手腕從左右向下腹合起，彎曲上半身；吐完氣後，放鬆上半身的力量，在無意識中自由吸氣。這次呼吸法，到下次呼吸之間，保留一個「緩息」，也就是慢慢吸氣後，再呼氣的意思；這二個步驟可以反覆地進行。各位可以看得出來，「仁王禪呼吸法」相當簡單，又不浪費時間，假如妳們有空閒，隨時隨地均可進行。

接著再爲各位介紹的是以肚臍爲中心，一邊在下腹部用力呼吸的「丹田呼吸法」。

這個呼吸法可使不擅坐禪的人也可以得到相同效果的健康增進法。它是以坐禪的原理爲基準，再加上使下半身苗條的方法，長時間的施行後，會比單單坐禪時更明顯、快迅的出現效果來。

首先採盤坐的姿勢，如果臀部能墊一個坐墊的話更好；使腹部凹下，腰部儘量壓低，眼睛輕閉。

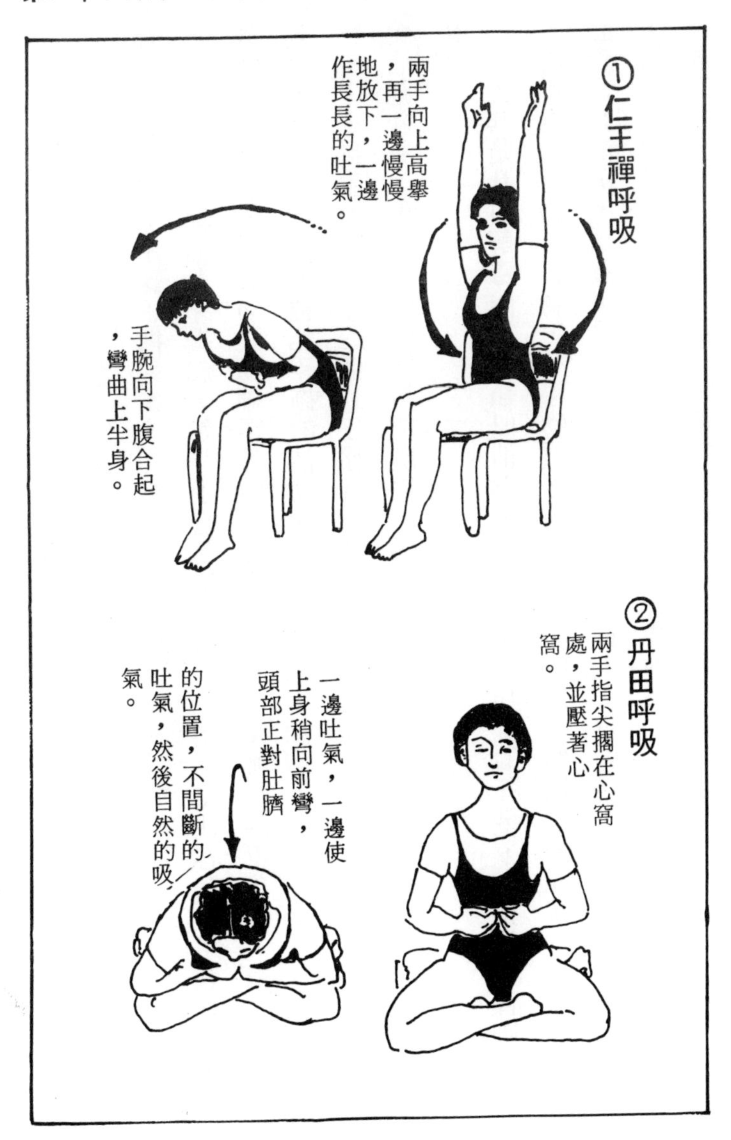
①仁王禪呼吸
兩手向上高舉，再一邊慢慢地放下，一邊作長長的吐氣。
手腕向下腹合起，彎曲上半身。
②丹田呼吸
兩手指尖擱在心窩處，並壓著心窩。
一邊吐氣，一邊使上身稍向前彎，頭部正對肚臍的位置，不間斷的吐氣，然後自然的吸氣。

進行這個呼吸法在吐氣時須用力，吸氣時則無意識地、自然地吸氣。

將兩手指尖擱在心窩處，慢慢的一邊吐氣，一邊使上身稍微向前彎，頭部正對著肚臍的位置；用雙手指尖壓著心窩，儘量長長的、不要間斷地吐一口氣，一直到無氣可吐時，就把上身提起，然後很自然的吸氣。以指尖壓住心窩的用意是爲了刺激位於心窩正後面的「太陽神經叢」，因爲那裡是自律神經的群集區，給予適當的刺激，就可以促進其機能正確的活動。

……肚臍以下部分的活動旺盛時，從腹部到腰部這一帶的血管和微血管的作用會活躍起來，很快地吸收堆積的廢物，通過肝臟、腎臟及大腸等有效的管道向外排出。

尤其是具有解毒作用，類似消毒組織或環保局功能的肝臟，會有效的活動起來，將體內的廢物、異物、有害物質等清除乾淨，所以自然地身體經常疲勞、困倦的感覺也會消失，培養出足以克服外界壓力的體質來。也因爲腹部自然地湧出力量來，所以不只可以增加身體的活力，又有助於心情的穩定，減少焦慮感，整個人爲之神清氣爽、精神煥發，變得悠然自若，一派從容不迫的神態。

•促進肢體末梢血液循環的呼吸法（請參照115頁）

以上所介紹的是二種採取坐姿的呼吸法，接下來的則是配合著身體動作所進行的呼吸法。而瑜伽練習可說是這種呼吸法的典型例子；我並不是要求各位勉強學習幾項瑜伽的高難度動作，只希望各位能從簡單的動作中，攝取到充分的氧氣以強化組織的功能。

①慢慢的吸氣，舉起雙手，手指在胸前交叉緊握，接著慢慢的吐氣，彎曲膝蓋，手指仍然保持交叉的狀態，然後由外側慢慢向前方筆直推出。

②一邊吐氣，一邊將腰部壓低至與膝蓋成水平的位置，兩手用力向前推出，肘部必須完全伸直，腳跟不可提起，要注意不可使上身向前傾。

③慢慢吸氣，膝蓋伸直。伸直膝蓋的同時，兩手依交握的形態高舉至頭上；這時肘部及膝部要用力伸直。

④一邊吐氣，一邊將在頭上交握的手指放開，慢慢地把手腕向內彎，然後兩手

放下至兩側。

⑤手腕保持向內彎曲，接著慢慢的往下移，當兩腕移至腰部時，肺部中的空氣應該已經完全吐盡，然後再恢復①的步驟，如此每天反覆做三次。

●除去體內廢物的瑜珈呼吸法（請參照116～117頁）

①背部挺直，雙肘緊靠身體，手掌在胸前合併；慢慢吸滿空氣至胸腔，然後再慢慢地呼出。

②一邊作深呼吸，一邊將兩手高舉用力向後方延伸，同時儘量傾斜上半身。

③慢慢呼氣，同時將上身儘量向下彎，手無法着地也沒關係，千萬不要過分勉強，只要在自己能力所及的範圍內要求自己達到預定的目標即可。

④兩手著地，一面吸氣，一面把左脚向前移，至左膝抵住胸部爲止；右脚則往後伸直，頭部儘量抬高。從一個動作轉換爲另一個動作時，務必自然、毫不勉強的連續進行，千萬不可急躁，如此則失去了呼吸法的功用。

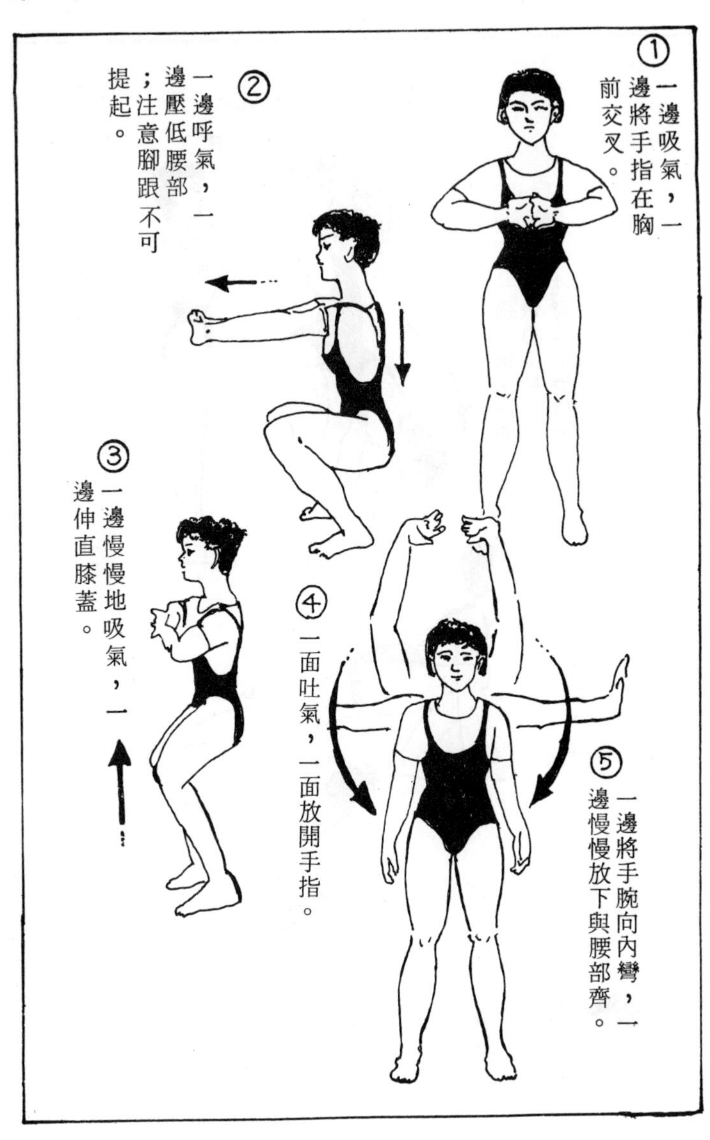
①
一邊吸氣，一邊將手指在胸前交叉。
②
一邊呼氣，一邊壓低腰部；注意腳跟不可提起。
③
一邊慢慢地吸氣，一邊伸直膝蓋。
④
一面吐氣，一面放開手指。
⑤
一邊將手腕向內彎，一邊慢慢放下與腰部齊。

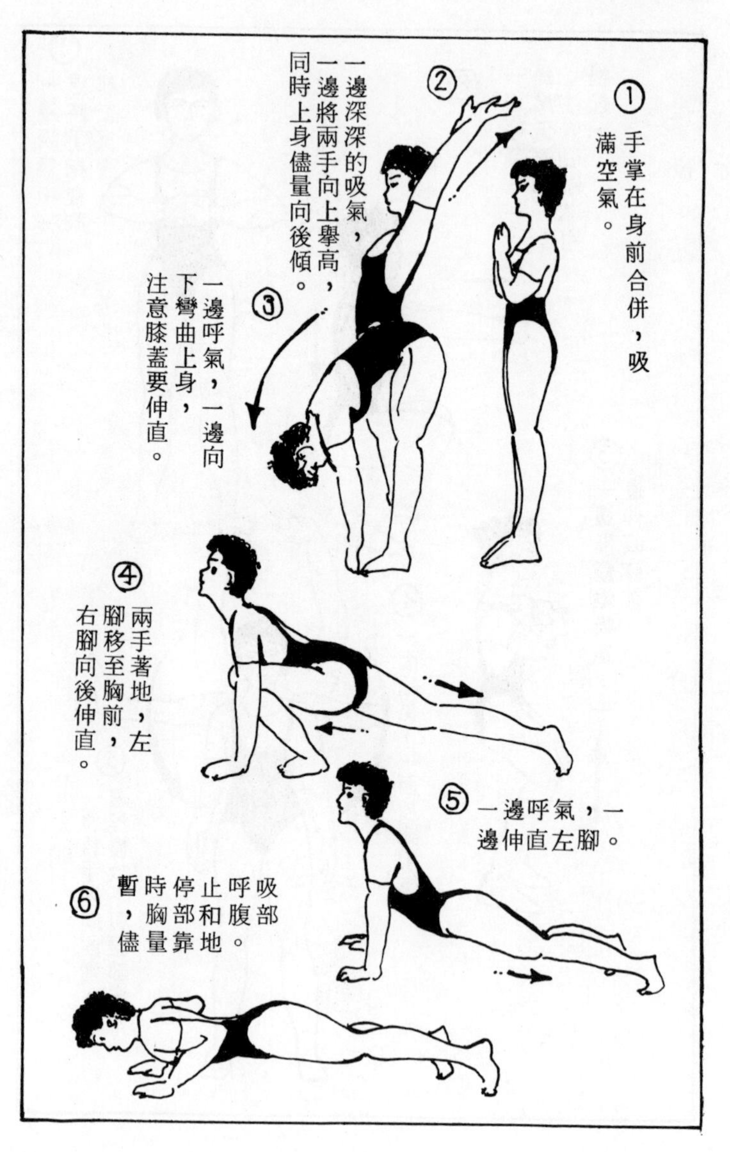
①
手掌在身前合併，吸
滿空氣。
②
一邊深深的吸氣，
一邊將兩手向上舉高，
同時上身儘量向後傾。
③
一邊呼氣，一邊向
下彎曲上身，
注意膝蓋要伸直。
④
兩手著地，左
腳移至胸前，
右腳向後伸直。
⑤
一邊呼氣，一
邊伸直左腳。
⑥
暫時停止呼吸
，胸部和腹部
儘量靠地。

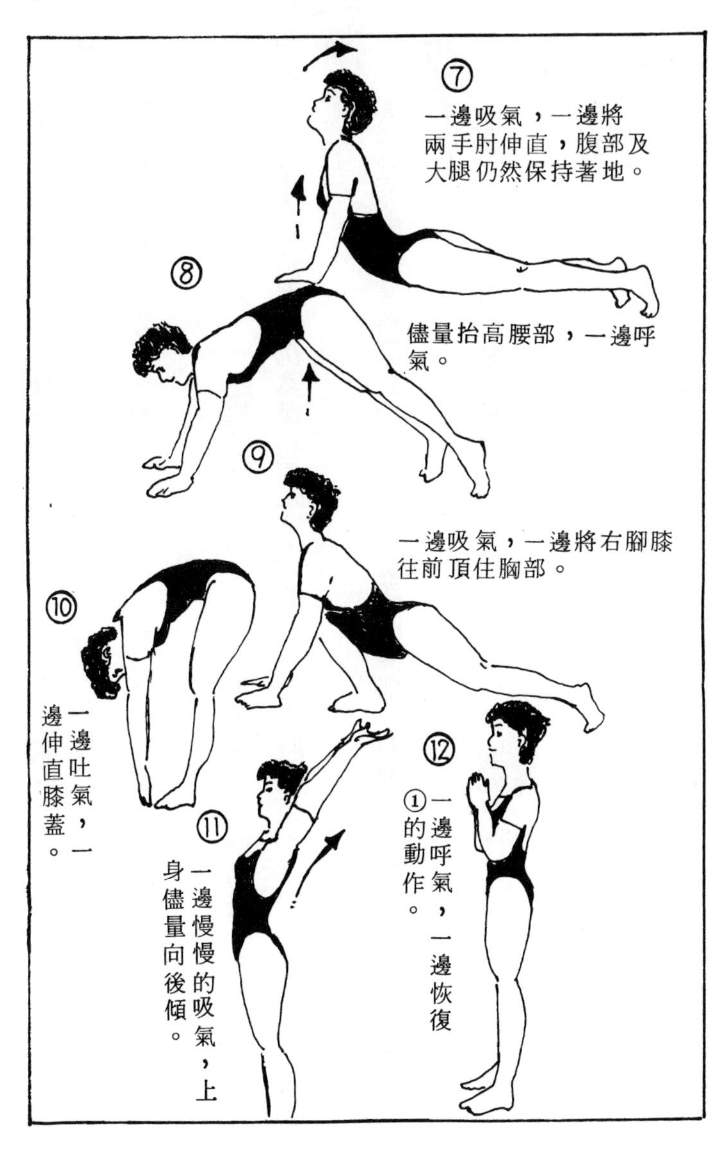
⑦
一邊吸氣，一邊將
兩手肘伸直，腹部及
大腿仍然保持著地。
⑧
儘量抬高腰部，一邊呼
氣。
⑨
一邊吸氣，一邊將右腳膝
往前頂住胸部。
⑩
一邊吐氣，一
邊伸直膝蓋。
⑪
一邊慢慢的吸氣，上
身儘量向後傾。
⑫
一邊呼氣，一邊恢復
①的動作。

⑤一面呼氣，一面把剛才移至胸前的左脚向後伸直，只用兩手和兩脚脚尖來支撐身體。

⑥不要繼續補充空氣，肘部彎曲，將上身往下壓，採取胸部及臉能著地的姿勢。

⑦一邊吸足空氣，一邊儘量伸直兩手。抬起上半身，頭部也儘可能地向後仰，但從腹部至大腿這部分仍然保持原先著地的姿勢；兩肘如果不能完全伸直也不必勉強。

⑧手掌及脚尖保持原來的位置，儘量抬高腰部，頭部則自然垂下，同時作呼氣的動作。

⑨將右脚往前挪，膝蓋抵住胸前，停止吸氣（與④同），不過移至胸前的脚恰好相反。

⑩保持原先兩手著地的姿勢，雙脚併攏，慢慢提起上半身，一邊吐氣，一邊伸直膝蓋，如果無法做到完全伸直也不必勉強。

⑪慢慢地吸氣，一邊提起上半身，同時將兩手往上擧，上身則儘量向後傾斜。

⑫一邊呼氣，一邊回復到①的姿勢。

施行完①～⑫的練習後，身體若有疲倦的感覺，這時儘量放鬆全身肌肉，慢慢地作3～4次的深呼吸。早晨起床後及晚上臨睡前各施行一次效果最佳，從①～⑫的每一個動作儘量慢慢施行，至熟悉每一個步驟爲止。如果時間上無法配合，覺得一天二次有些勉強，那麼最好每天至少也要施行一次，從①～⑫不要有任何遺漏。

第四章　使脚逐漸消瘦的驚人運動練習

●每天五分鐘，脚部即可變得修長

最近「美容體操」這句話已經成了古老的名詞，取而代之的則是爵士舞、有氧舞蹈、伸展運動等新興的美容運動，一個接著一個由美國傳來。年輕女性趨之若鶩，因為她們發現了不但可以從舞蹈中得到快感，同時還可藉著身體的活動達到美容、健康的目的，何樂而不為呢？傳統的美容體操確實顯得單調、機械化，不若有氧舞蹈那樣具有韻律感。

爵士舞及有氧舞蹈已經被證實，不論是對我們的健康或美容均功效卓著。如果妳現在正在享受這種運動，希望妳能繼續下去；如果妳一個星期只練習一次，那就產生不了什麼作用了，應該每天儘量抽出一點時間，即使一小段也好，但一定不可間斷。

各位讀者當中可能有很多人為了使脚變細而希望開始作有氧舞蹈，不過對有浮腫現象，且只有下半身較粗的女性，作太激烈的運動，反而會出現反效果。因此我建議妳們只要施行不致使運動量不足的適度練習比較恰當。

所謂「不致使運動量不足的適度練習」就是每天十五～二十分鐘慢慢進行的練習或瑜珈。接著以下我就來談談幾種可幫助脚部變得修長的練習法。

從每天的飲食中，我們可以攝取到足夠維持生存的能量，經口部初步嚼細後的食物會在胃部內充分消化，然後經由血液將各種營養素輸送到全身各部分去；各組織則各取其所需要的營養素，充分作用後再儲存一部分作爲日後活動的能源。這些營養成份在吸收的過程中會被燃燒掉，因此，如果氧氣的供應不完全，就會把毒性物質留在組織內，對健康的傷害非常大。若能利用運動的訓練使肌肉回復正常的狀態，就可增加氧氣的供應量，加快體內的燃燒作用。

運動不但可使血液循環維持順暢，又可以促進排泄，改善各器官的機能，特別是對於消化器官及呼吸器官助益最大；再者，它也具有緩和神經的作用。以上種種的條件，都是在解除下半身肥胖時缺一不可的要因。

但這也並不表示，對任何種類的運動均不加以選擇，只要讓身體達到活動的效果即可。想使自己的脚變得纖細的女性，在作運動時更須愼重，選擇適合自己的練

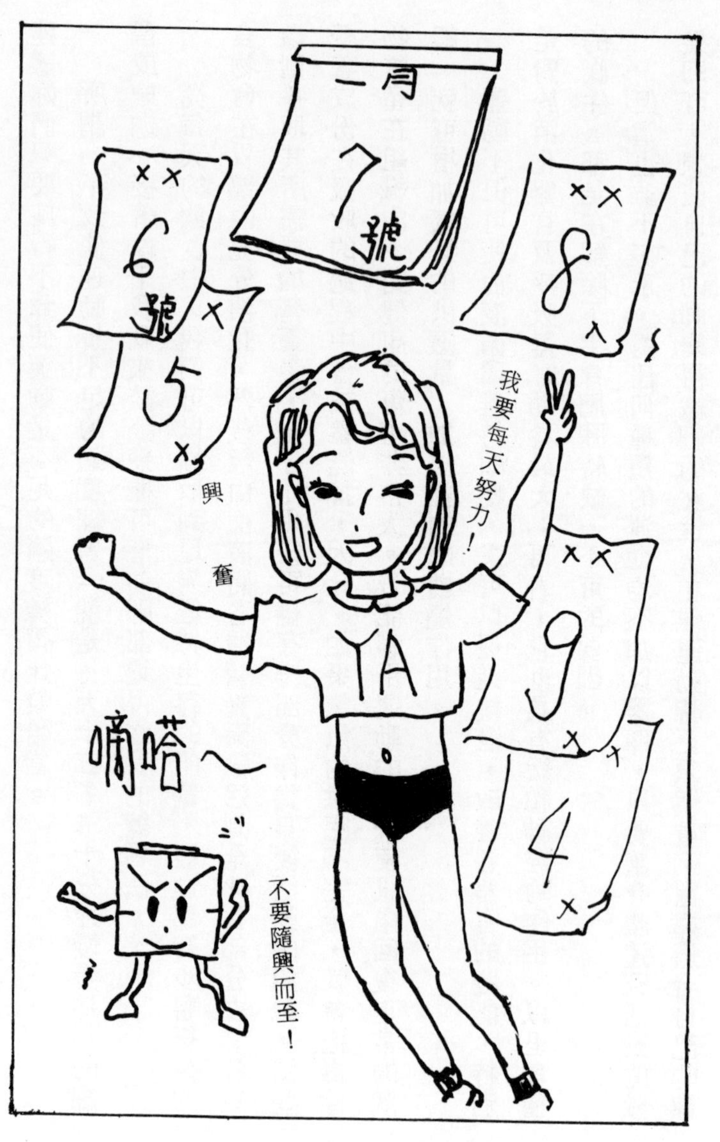
一月
7
號
6
號
5
8
我要每天努力！
興
奮
9
4
YA
嘀嗒～
不要隨興而至！

習才是。關於這一點，以後我還會再利用插圖作詳細的說明，其中包括利用按摩方法以搓揉或拍打的方式刺激粗大部分即可期待效果的練習，以及除了可以使血液循環良好，同時也可使淋巴液流動順利、促進積存在皮下的酸化物、廢物、脂肪等排泄作用的練習。

不過在進入實際的練習以前，我先提出三項原則供各位參考：

①不要勉強——只要儘量在自己能力範圍內認眞地施行就可以。這時侯，原本對妳而言是非常艱難的動作，也會因你每天努力不懈的練習，使身體慢慢地適應，逐漸有了進步，而變得一點也不困難。

②不要懷著厭惡的心情去做——一定要將全副精神貫注在自己所進行的動作中。如有厭煩的想法，那妳是不會得到任何效果的。

③不要太緊張——懷著熱切的心情當然是很好，可是過去沒有運動的人如果太緊張，有時候會因突然激烈的運動而疲勞不堪，身體各部分也會產生疼痛，如此一來即無法持續太久。最好在一開始時先做一些輕鬆的動作，待身體慢慢習慣後（這時肌肉多多少少還會感覺一點疼痛），再逐次增加運動量。此後，即使是難度再高

、時間再長的運動也會習以為常的。

千萬不要有一曝十寒的作法，有時一天之內連續做了好幾個鐘頭，然後停下幾天不做。必須每天固定做十五～三〇分鐘，並且確實執行每個動作。

在完全解除下半身肥胖後，練習也要繼續下去，不可放棄。好不容易才將長期困擾妳的下半身肥胖解決掉，為了不致恢復肥胖，也為了保持健美的身材，應該把運動當做日常生活的一部分，堅持做下去才對。

隨著年齡的增長，我們身體的柔軟度、肌肉的結實度、皮膚的光滑、彈性等，都會逐漸的退化；何不從現在開始，每天花一點點時間來運動，不但可以延緩老化速度，還可永保年輕、活力，更具女性的魅力。因此我希望大家利用這個機會，養成每天運動的好習慣。

●深呼吸配合著運動練習可使淋巴液流動順利

從現在起我所要介紹的運動都是針對下半身肥胖者的需要而設計，其中有幾種各位可能曾經做過或看過；它們都具有下列幾項功能：促進血液循環、改善淋巴液的流動、使新陳代謝活潑、分解皮下脂肪、提供充分的氧氣進行完全燃燒；凡此種種，都有對症下藥的作用。

在進行運動練習時，首要條件就是如何選擇適合自己狀況的種類來做，並且要配合著呼吸法。

同時要建立一個正確的觀念：施行運動練習並不是盲目的活動身體，只保持「動」的狀態就可以了，因爲如果有錯誤的方法或錯誤的配合，效果即不彰；不但如此，有時反而會產生反效果，使脚愈變愈粗。又，一邊練習一邊呼吸時，是以深呼吸爲原則，鼓勵大家儘量把充分的、新鮮的氧氣送進體內。

練習可分爲「大腿、臀部、小腿、脚踝」等部分，都是爲了美化各部位而精心設計的。因此各位只須選擇自己最需改善部位的練習來做即可，當然全部都做的話更好，可以使全身的比例更均匀，只是要儘量避免使自己過度疲勞，那就喪失了此練習的意義了。

每天所花費的運動時間最好以十五分鐘較爲恰當，不要一時興起時連續做好幾個鐘頭，意興闌珊則草草的做五分鐘後即結束，每天時間能平均最理想；如果情況允許，能夠在每天的同一時段練習，那是再好不過了。

不必太勉強自己，有時身體在極度疲勞的情況下，或下半身浮腫、有沈重的感覺時，只要做練習A及練習B，再加上放鬆力量的練習，如此即可消除疲勞感，使整個人活力充沛。

每天在開始練習以前，一定要先做幾次輕鬆的腰部伸展運動來做爲準備動作；這是爲了去除身體的僵硬，使身體進入可以運動的狀態中。尤其是過去不常做運動的人，更須遵守這個原則，先把全身緩和一下再開始練習，以免引起肌肉酸痛或增加無謂的疲勞。

剛開始練習時，無論是運動的種類或次數都須限制在最少的程度，然後逐日增加，使身體能有充分的適應。

施行運動練習時正確的速度，除非有特別的規定，一般均以不快亦不慢，適中的速度最理想。配合此練習的呼吸法有兩大原則：㈠在彎下身體，或將脚靠近身體時，必須做呼氣的動作。㈡伸直身體時，或抬高身體某一部分時，則須做吸氣的動作。

又，酒後最好避免做練習。有時妳自以爲還很清醒，只是喝了少許的酒，應該沒有妨礙，可是大部分人在喝了酒後，都會影響平衡感，爲了避免發生意外事故，還是暫停練習，讓妳自己休息一下爲宜。

因爲酒精也有促進血液循環的作用，在血液循環通暢的情況下，再來施行加快血液循環的練習，就會因血液的流動過分旺盛，而增加心臟的負擔。因此即使妳自認爲只是微醉，還是避免運動的好。

可以促進血液循環作用的除了酒精外，還需注意洗澡的時間，在洗澡前、後三十分鐘，最好避免練習。

食後也要儘量避免運動，滿腹時的運動效果當然不佳，同時還會增加身體各部分的負擔。在食物進入胃部後，爲了想消化掉它，體內所有對消化具有作用的物質都會集中到胃部來，幫助胃的活動；如果選在這個時候運動，難得集中到胃部的血液就會被分散，造成消化不良，長久如此則有胃潰瘍之虞。

在施行向頭部及手脚流通血液的練習時，很容易爲人們所輕忽，動作也會明顯得遲鈍下來；這樣的運動法等於是白費時間及力氣。

●練習①——準備動作（請參照134頁）

(A)兩脚分開約三〇～四〇公分站立，手放在腰上，以腰部為主軸，慢慢地繞動上半身，先由右向左繞五次圓圈後，再朝相反的方向繞五次。

(B)兩脚微微張開站立，首先將雙手朝左右打開成一直綫，頭部向後仰，深深的吸一口氣後，再很快的呼出，此時上半身向前彎，用腹部的力氣向下壓，儘量使兩手指尖能碰觸地面；接著抬起上身，恢復原來的動作。如此反覆作五次。

(C)一脚向前、一脚向後，儘量大幅度的打開，手掌置於腰間，前脚的膝蓋稍為彎曲，後脚伸直，以脚跟作反覆著地、離地的動作，大約十次後，再換另一隻脚。

（這是為伸直阿基里斯腱及小腿肌肉的運動）

●練習②——使大腿變細的八種練習（請參照135～138頁）

大部分希望改善下半身線條的女性，首先都想把大腿弄細一點。因爲她們經常都會爲了穿長褲而煩惱，例如，想買適合自己腰圍的牛仔褲，但到了大腿部分時就再也拉不上來，而適合大腿寬度的牛仔褲，在腰部却又太鬆。有這種困擾的女性，遠比我想像的要多。

大腿是很容易產生贅肉的部位，部分女性又有配戴束腰帶的習慣，因過分壓迫肌肉而使血液循環不良，這時如果再長時間久坐，大腿會受到過度的擠壓，血液產生窒礙，淋巴液的流動也不順利，在此種情況下，當然使廢物及脂肪的搬運不良，大腿的肌肉也就愈發的粗腫難看。

以下所要介紹的八種練習法都是爲了把大腿贅肉去除，尤其以促進血液及淋巴液的流動爲首要目標。

大腿的內側肌肉特別容易鬆弛，再加上附著過多的脂肪及贅肉，看起來會給人很不結實的感覺；一雙美麗、結實的大腿才是年輕、健康的象徵。

①―(A)　坐下後，將脚跟拉至正前方合併，然後朝左右連續晃動約四十次。

①―(B)　雙手置於身後支撐，兩膝併攏，稍爲彎曲坐下，以這樣的姿勢先把雙

膝朝右側倒，然後恢復原來的位置，接著再朝左側倒，左右兩邊各施行二十次。

①—(C)仰臥，單手朝上高舉，然後朝舉起手的方向轉動身體，接著回到原先的姿勢，朝同一方向轉動一〇～十五次後才換另一隻手，繼續轉動身體，兩方各施行十五次。

①—(D)坐下後雙手在身後支撐，曲起膝蓋，儘量把膝蓋朝胸前拉近。

①—(E)將併攏的雙脚朝右側倒，但倒下的膝蓋及大腿部分不可著地。

①—(F)保持剛才膝蓋不著地的姿勢，接著從膝蓋以下慢慢伸直，直到完全伸直兩腿後，再一次由膝回到原先的動作。然後朝另一個方向倒下併攏的雙腿，反覆同樣的動作，左右各作十五次左右。

②側臥，如圖（136頁）舉起一隻脚，然後再慢慢放下，反覆作十次。接著舉起另一隻脚，再慢慢的放下來，也是反覆作十次。如果可以做到，在脚踝部分增加重物更好。

③仰臥，兩脚舉高與上身成直角，接著張開兩脚，一脚在前、一脚在後慢慢交叉；再次打開兩脚，更換方才兩脚上、下的位置再次交叉。如此反覆作十次，如果

能在脚踝處掛著重物，會更有效。

④坐在地上，兩脚朝左右分開，然後脚跟在前方合併，手放在膝蓋上，膝蓋儘量豎起後，再用手把膝蓋朝下壓，如此反覆數次。

⑤爲了保持身體平衡，可以如圖般抓著椅靠，接著稍爲曲起膝蓋向後抬高一隻脚，與身體成一直綫的另一隻脚則以脚尖墊高，保持此種姿勢約三～四秒，然後放下脚，反覆進行五～十次後，再以另一隻脚同樣進行。

⑥—(A)　仰臥，膝蓋朝兩側彎曲，脚底併攏。

⑥—(B)　放開合併的脚底，慢慢朝大腿方向拉近，儘量緊貼著大腿，如此反覆十次。

⑦—(A)　面向地面，雙手及雙膝著地，形成「趴」的姿勢，右脚儘量向後面踢高。

⑦—(B)　由原先提高的姿勢，一邊伸直膝蓋，一邊向側面慢慢的放下，脚尖不要著地。

⑦—(C)　接著再次向正後方踢高，伸直膝蓋，然後再慢慢回到原先的位置，每

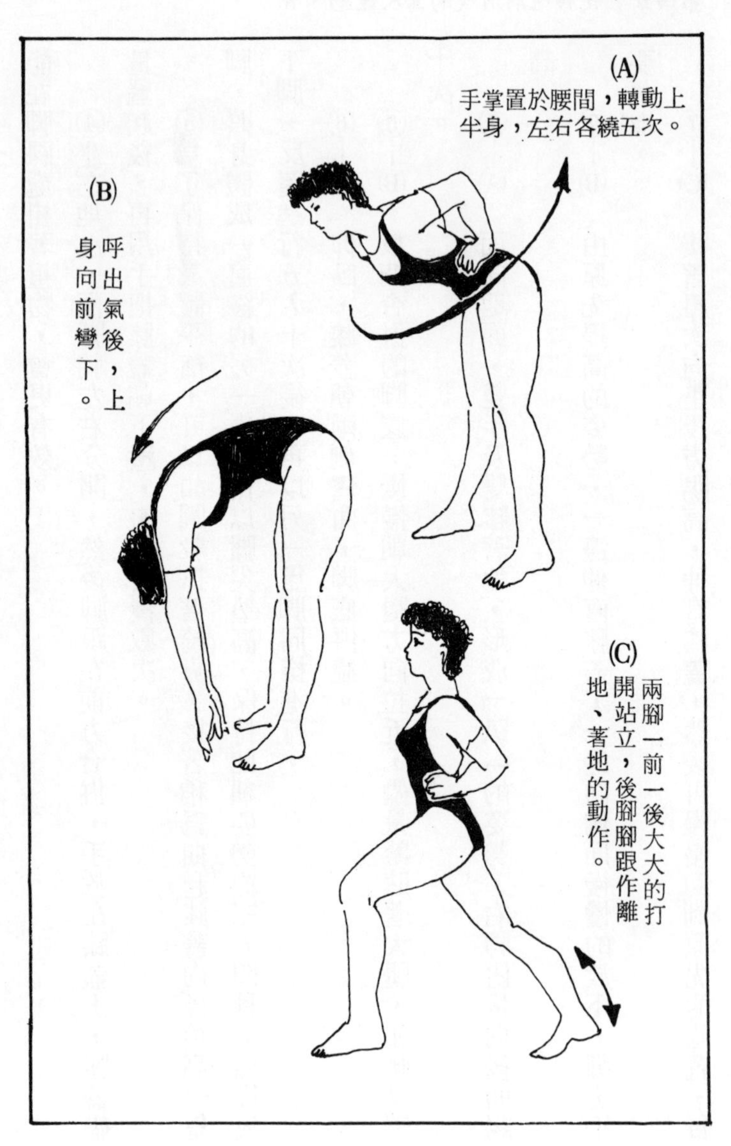
(A)
手掌置於腰間，轉動上半身，左右各繞五次。
(B)
呼出氣後，上身向前彎下。
(C)
兩腳一前一後大大的打開站立，後腳腳跟作離地、著地的動作。

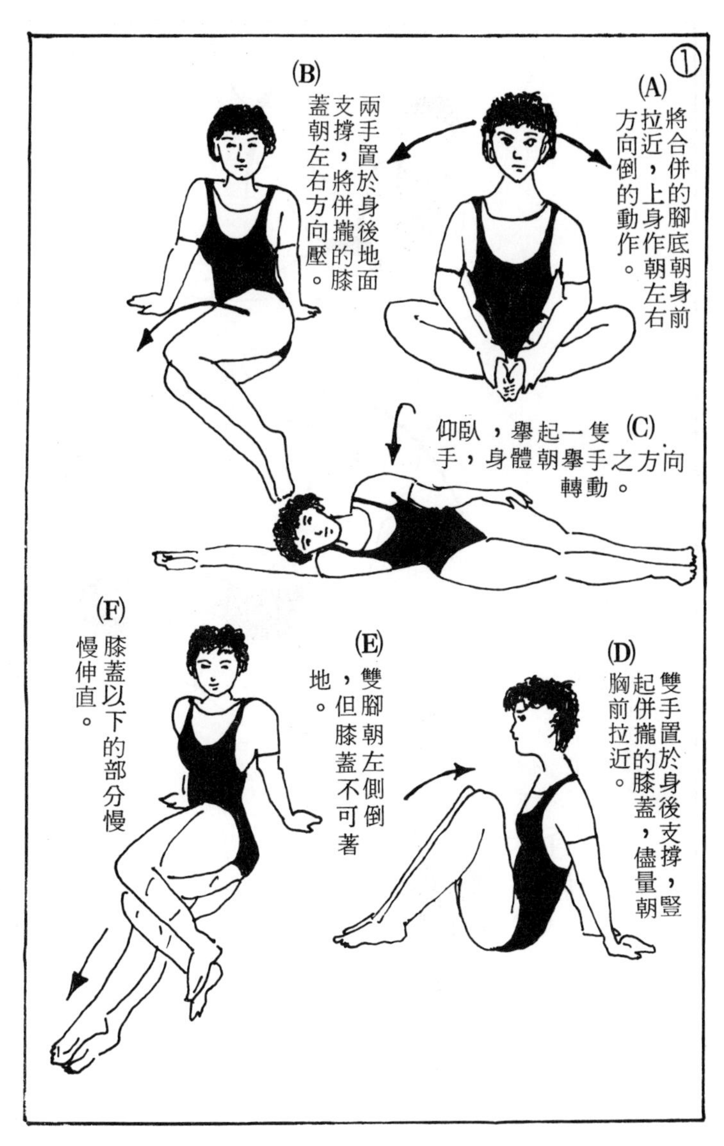
①
(A)
將合併的腳底朝身前拉近，上身作朝左右方向倒的動作。
(B)
兩手置於身後地面支撐，將併攏的膝蓋朝左右方向壓。
(C)
仰臥，舉起一隻手，身體朝舉手之方向轉動。
(D)
雙手置於身後支撐，豎起併攏的膝蓋，儘量朝胸前拉近。
(E)
雙腳朝左側倒地，但膝蓋不可著地。
(F)
膝蓋以下的部分慢慢伸直。

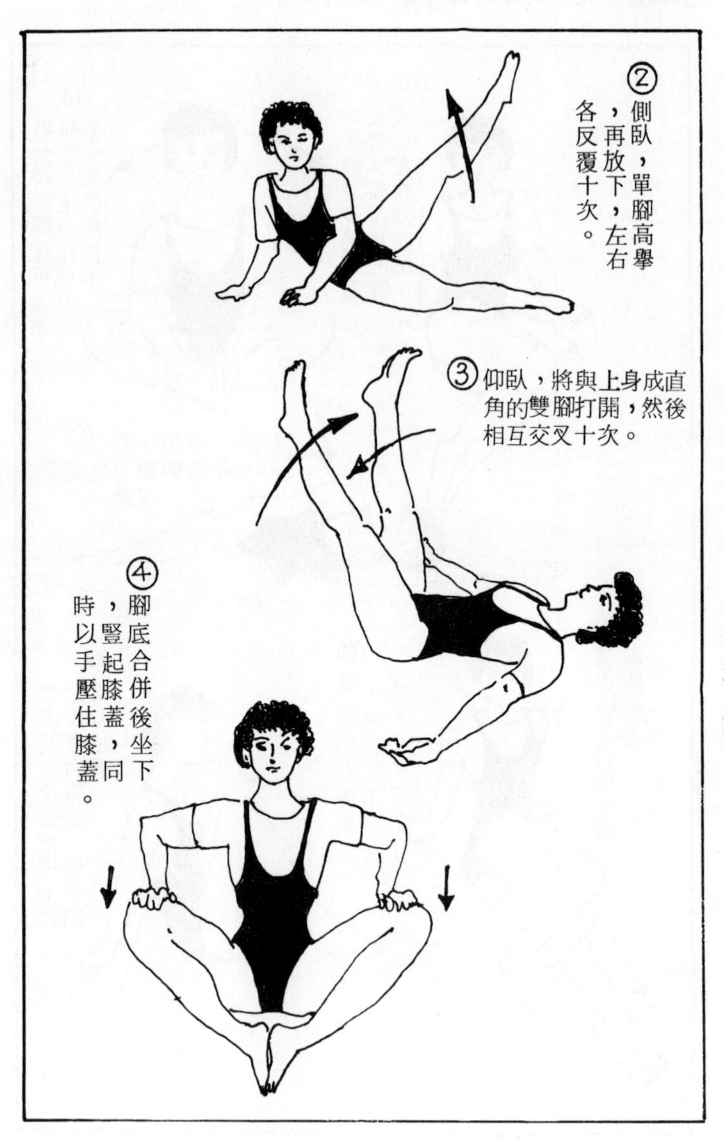

②側臥，單腳高舉，再放下，左右各反覆十次。

③仰臥，將與上身成直角的雙腳打開，然後相互交叉十次。

④腳底合併後坐下，豎起膝蓋，同時以手壓住膝蓋。

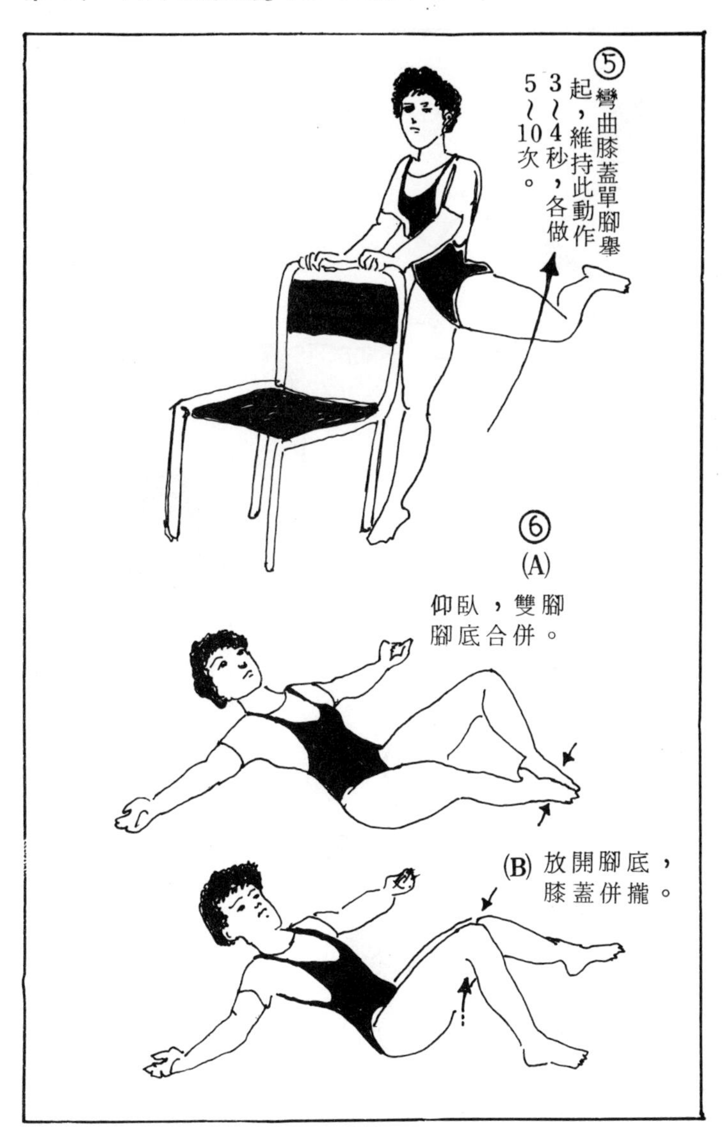
⑤彎曲膝蓋單腳舉起，維持此動作3～4秒，各做5～10次。
⑥
(A)
仰臥，雙腳
腳底合併。
(B)
放開腳底，
膝蓋併攏。

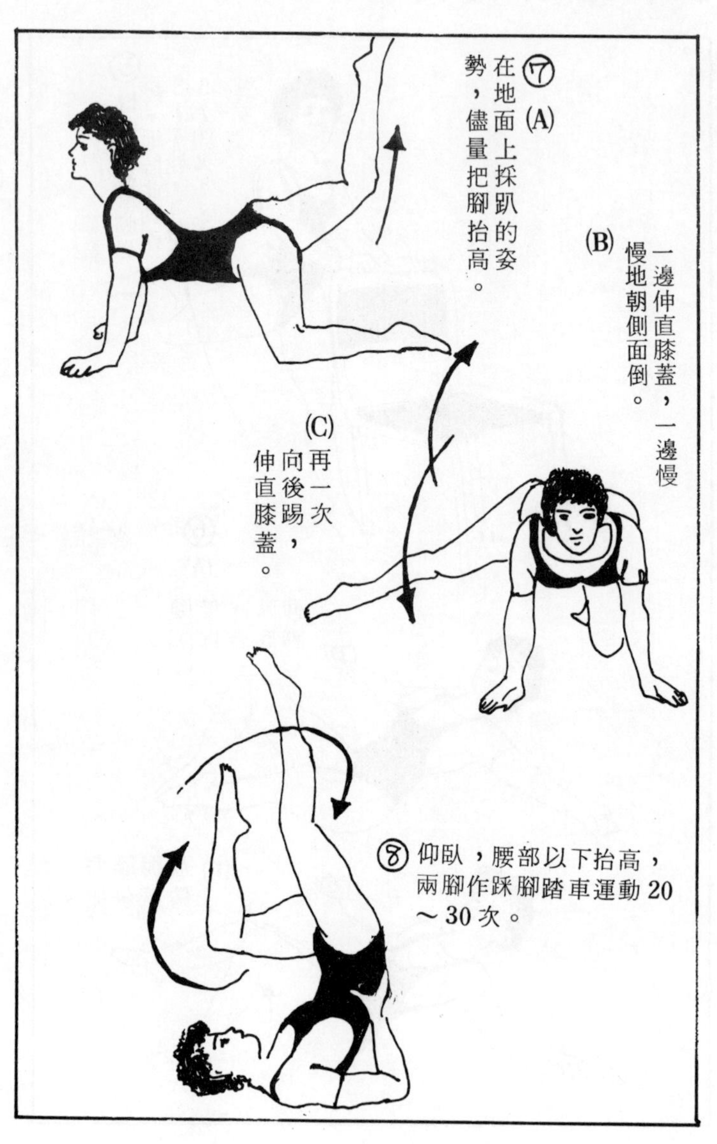
⑦(A)在地面上採趴的姿勢，儘量把腳抬高。
(B)一邊伸直膝蓋，一邊慢慢地朝側面倒。
(C)再一次向後踢，伸直膝蓋。
⑧仰臥，腰部以下抬高，
兩腳作踩腳踏車運動20
～30次。

隻脚各施行五～十次。

⑧仰臥，腰部以下慢慢向上提高，雙脚在空中作踩脚踏車狀，動作愈大愈好，反覆作二十～三十次。

以這種動作來作爲今天所有練習的結束是非常重要的一點，千萬不可省略或草草了事。

●練習③——九種造成臀部線條優美的練習（請參照145～146頁）

臀部雖然不像大腿那麼容易積存贅肉，不過它也是血液及淋巴液特別容易停滯貯存的地帶，因此脂肪也經常有機會附著在臀部上。

在日常生活中，使用到它的機會並不多，在運動項目上也很少人會想到去鍛鍊它。

可是如果不在平時就加以好好調理，年輕時也許不太明顯，而隨著年齡的增長，臀部的肌肉會愈來愈鬆弛，容易下垂，到了這種狀態時，會使兩脚看起來更短，整個身材的均勻比例也遭到破壞。

尤其是經常坐著的人更要特別注意，因爲妳會把全身的重量都加在臀部上，因此血液循環也就不能那麼順利，前面我經常強調過，血液循環是下半身肥胖的致命傷。

這種情況不只限於下半身肥胖的女性，目前即使還沒有這種苦惱的人，如果整天坐著工作，或者運動量不足，將來很可能變成扁平的臀部，或者出奇的肥大，到時再來補救時，爲時已晚矣。

①豎起膝蓋坐下，兩手緊握住雙脚的足踝，朝前後搖動身體，如此進行二〇～三〇次。

②豎起膝蓋，坐在地上，不以雙脚及手支撐，只以臀部的力量在地面移動；尙未習慣以前，可以伸直膝蓋，使兩脚脚底緊貼地面移動看看。時間儘量長一點，不過最好還是從二〇次慢慢增加到五〇次。

③正坐，兩脚盤於臀部下，只以臀部的力量向右移，接著回到原先的位置，再向另一側移。兩手可以隨時擺動以保持身體的平衡。

④仰臥，兩手朝左右張開成一直綫，彎起膝蓋，脚跟儘量靠近臀部，保持這種姿勢，同時將兩脚朝右側倒，然後回到原先的位置，接著朝左側倒，繼續施行十～十五次。

⑤背部挺直，兩手向前方筆直伸出，慢慢彎曲膝蓋蹲下，以脚尖支撐身體的重量；做一個深呼吸後，再站起來恢復原先的姿勢，注意上身務必要挺直。在尚未習慣以前，可以手扶椅靠或牆壁，做五～一〇次。

⑥雙手、雙脚著地，單脚向後踢，膝蓋伸直，數1、2、3、4、5後，才慢慢地把脚放下，待脚尖觸地後，再次慢慢提高到原來的位置，反覆進行五～一〇次，再換另一隻脚，進行同樣的過程。

⑦側臥，上身抬起，兩手放在前面支撐身體，抬起上側的脚向外繞圈，回到原本的位置後，再放到後面，在那裡停止三秒鐘，再次反覆進行十次同樣的動作後，再朝相反方向同樣進行，注意脚尖要伸直。

⑧俯臥，兩手在下顎處交叉，提高一隻脚到可以忍受的程度，停止五秒鐘後才慢慢放下，重復五～一〇次後，再換脚進行相同的動作。

⑨仰臥，豎起膝蓋，脚跟儘量向臀部拉近，兩手沿著體側使手掌能夠著地，脚底緊貼地面，抬高臀部，靜止五秒鐘後再慢慢放下，恢復原來的姿勢，反覆做五次。

●練習④——使膝部變細，解除疲勞的四種方法（請參照147頁）

膝蓋四周也是屬於容易變粗、變醜的部分，長時間保持同樣的站立姿勢或正坐時，那個部分的血液循環就會受到破壞。談到膝蓋的練習，大家第一個想到的可能是伸展運動，但這種運動對於解消膝蓋周圍肥厚的部分是不太有任何效果的，倒不如對那些部分加以拍打和摩擦比較適當，詳細情形請各位參考附圖。

有些女性膝蓋倒不會肥大，却經常感到酸痛，稍爲運動或上下樓梯，膝蓋馬上顫抖不停，這種人有愈來愈多的傾向。因此，我想簡單說明一下發生症狀的原因。

膝蓋有顫動和疼痛的感覺時，每個人都認爲是整個膝部產生了毛病，事實上並不然。膝蓋是大腿及小腿肌腱集中附著的地方，它本身並沒有肌肉。

肌肉如果產生淤血時，疼痛感就會集中在先端，就是集中在腱的這一邊，也就是說，當大腿或小腿的肌肉中產生淤血時，疼痛的症狀就會在腱的集中處——膝蓋出現。

一旦有了淤血的狀態時，不但會使膝蓋四周顯得粗大，同時也會對下半身肥胖的預防及消除產生負作用；因此，平時就要注意防範，施行下列簡單的練習。

①首先，兩脚併攏站立，膝蓋部分稍爲彎曲，兩手置於膝蓋上，一邊慢慢迴轉雙膝，一邊注意腰部不能移動。

這個動作可使環繞在膝蓋周圍關節的靭帶柔軟有彈性、不易拉傷，也可以改善血液循環，對消除脚部肌肉的疲勞非常有效。膝蓋不粗大的人最好也每天練習。

②仰臥，雙脚併攏，脚底完全緊貼地面，接著兩膝分別朝外分開後，再迅速的合併，每個動作各數1、2、3，一開始先做二〇次，慢慢增加次數到一〇〇次爲止。

③同樣採取仰臥的姿勢，兩脚抬高，伸直膝蓋，把兩脚向外打開後，再很快的合攏，和剛才一樣，也是從二〇次開始，慢慢增加到五〇次。

④仰臥，兩脚在空中做騎脚踏車的動作，臀部不可離地，一邊摩擦膝蓋，一邊施行二〇～五〇次。

●練習⑤——製造如羚羊般小腿及脚踝的四種練習

（請參照148頁）

小腿肌肉及脚踝在全身是屬於最不容易消瘦的部分，穿著裙子時，經常都會露在外面，無所遁形；所以如果小腿和脚踝太粗，可說是女性煩惱的源頭。

的確，小腿是由於過度運動，使肌肉發達變大、變粗的，因此必須特別小心。可是，最容易引起淤血，受到組織液停滯或浮腫影響的，也是小腿及脚踝兩個部分；也就是說，如果使淋巴液流動順利，最先出現效果的也是這裡。

希望自己的小腿變細而來請教我的女性，大部分人都會要求我說：「請老師告訴我消除肌肉的方法。」這一點眞令我驚訝不已。

肌肉消除之後的確會變細，但沒有肌肉的脚就如沒有生命的肉體，誰會認爲它是迷人、可愛的呢？例如，以石膏固定的脚骨折，一旦取下石膏後，出現的將是毫

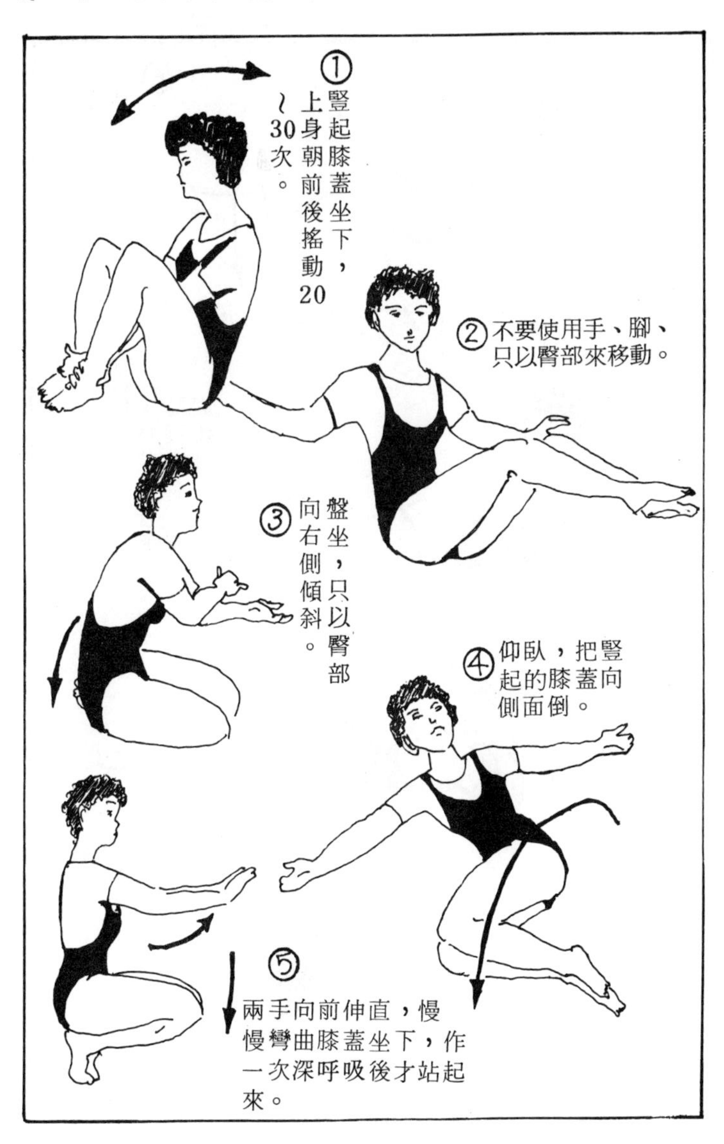
①
豎起膝蓋坐下，
上身朝前後搖動20
～30次。
②不要使用手、腳、
只以臀部來移動。
③
盤坐，只以臀部
向右側傾斜。
④仰臥，把豎
起的膝蓋向
側面倒。
⑤
兩手向前伸直，慢
慢彎曲膝蓋坐下，作
一次深呼吸後才站起
來。

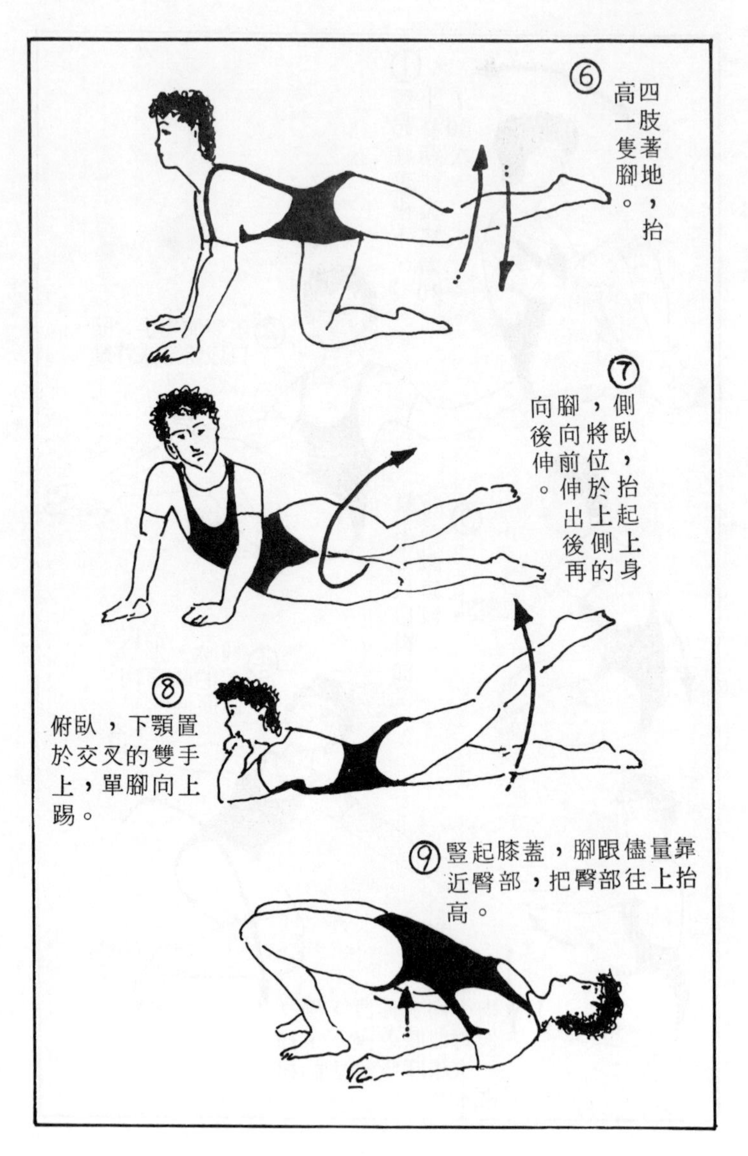
⑥
四肢著地，抬高一隻腳。
⑦
側臥，抬起上身，將位於上側的腳向前伸出後再向後伸。
⑧
俯臥，下顎置於交叉的雙手上，單腳向上踢。
⑨
豎起膝蓋，腳跟儘量靠近臀部，把臀部往上抬高。

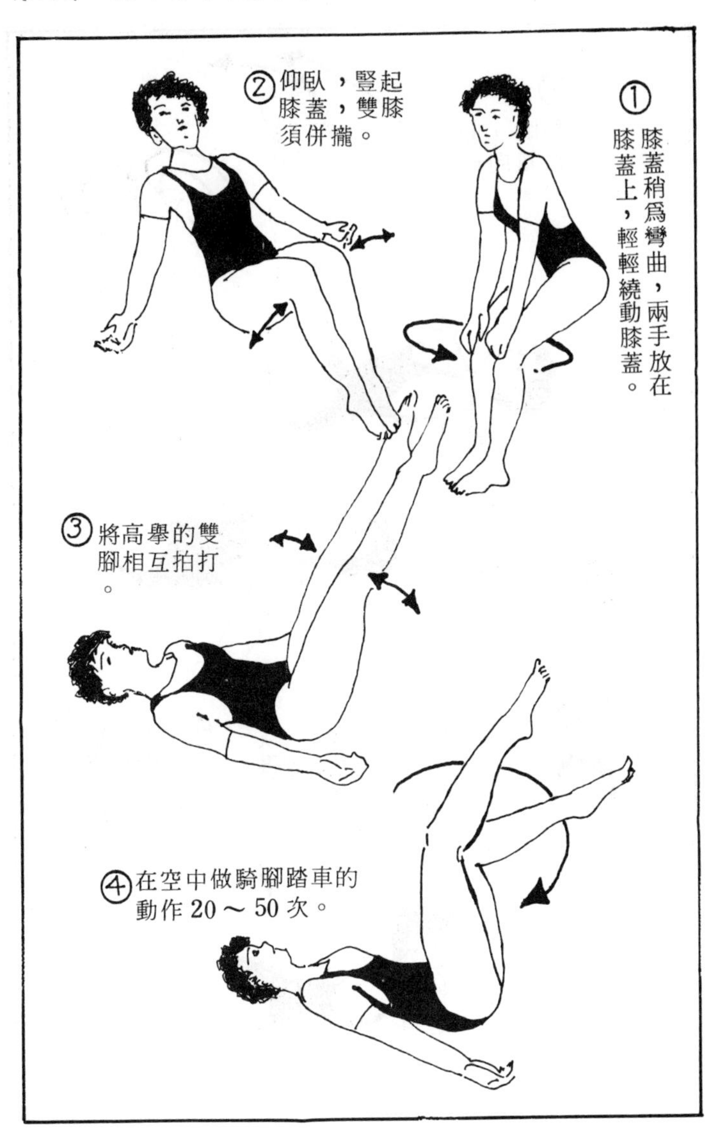
① 膝蓋稍爲彎曲，兩手放在膝蓋上，輕輕繞動膝蓋。
② 仰臥，豎起膝蓋，雙膝須併攏。
③ 將高擧的雙腳相互拍打。
④ 在空中做騎腳踏車的動作 20～50 次。

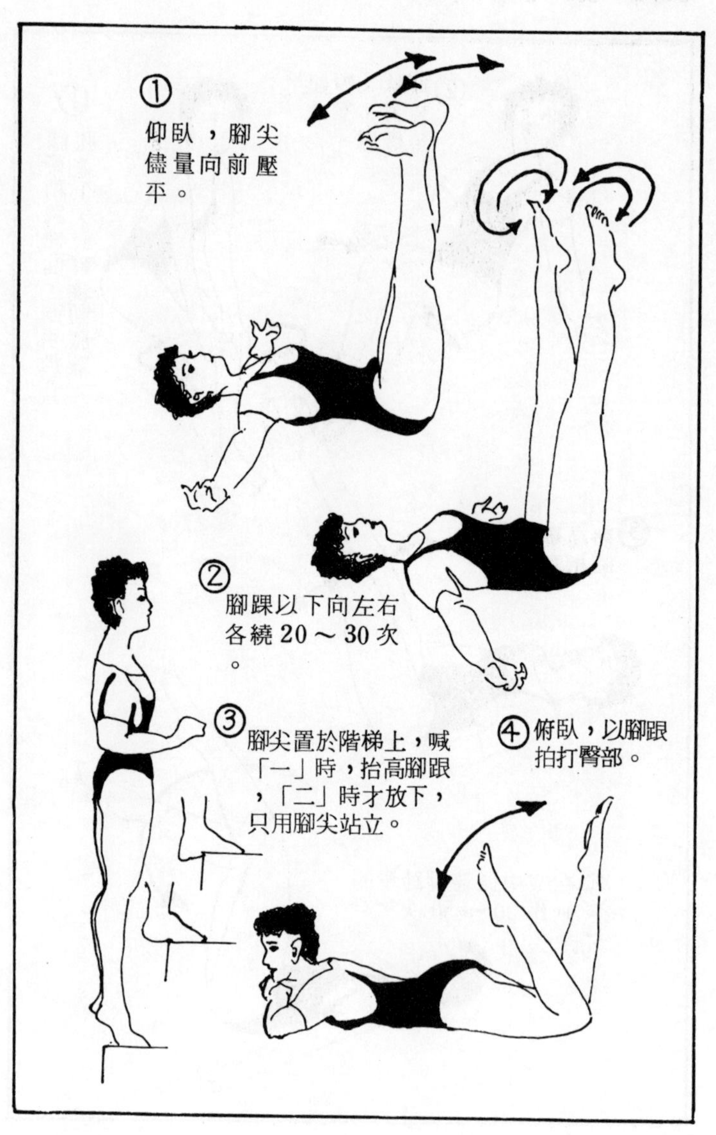
①
仰臥，腳尖
儘量向前壓
平。
②
腳踝以下向左右
各繞 20～30 次
。
③
腳尖置於階梯上，喊
「一」時，抬高腳跟
，「二」時才放下，
只用腳尖站立。
④俯臥，以腳跟
拍打臀部。

無肌肉的皮包骨的細脚來，這樣的脚就是你所期望的、有魅力的脚嗎？

肌肉是愈練愈發達的，相同的，不使用的話，也會愈來愈退化，愈變愈細；但這種狀態，毋寧說是一種病態。

況且，肌肉消除之後，就等於可供活動的部分減少，當然更容易附着脂肪。

使小腿變細，並不意味著要消除肌肉，反而是要在某種範圍內鍛鍊肌肉，防止脂肪的定著及浮腫，這才是最根本、最理想的作法。

①仰臥，兩手向外張開成一直綫，兩腿提高與身體成直角，保持這種姿勢；然後脚尖儘量向前、脚跟儘量突出，接著再把脚尖向上伸直，如此反覆做二十次。

②仰臥，兩脚高舉成直角，脚尖伸直，只用脚踝以下的部分來畫圓圈，向同一方向繞動二○～三○次後，再朝相反方向同樣繞二○～三○次。

③只以脚尖墊在階梯或電話簿上，脚跟提在空中，背部伸直，口裡喊「一、二」的口令，喊「一」時，脚跟提起，喊「二」時，脚跟放下；只可以脚尖支持全身。如此反覆做二○～三○次。

④俯臥，下顎置於交叉的雙手上，保持輕鬆的心情，膝蓋以下部分抬起，用脚

跟拍打臀部，不用太出力，而是輕快、有韻律的進行。這個練習對浮腫現象嚴重或者疲勞時特別有效。

●游泳具有水按摩的功效，有助於下半身美容

享受運動的樂趣及快感，不論是對精神或身體的建設，都是很好的現象。經常活動身體，使之不致因運動不足而退化、衰弱，利用運動來促進發汗，也是很明智的做法；但對於下半身肥胖的女性，有時反而會有意想不到的反效果出現，所以必須特別謹慎。

在所有運動種類中，可以讓下半身肥胖的女性無限制的進行，不會產生任何負作用的只有游泳一項而已。其他如騎脚踏車、慢跑、滑雪、溜冰、打網球等，如果調置適當，當然是不會有任何問題，可是進行到使身體感到疲倦，這就有商榷的必要了。本來不想有的肌肉反而會愈來愈發達，使兩脚比以前更粗，體內疲勞物質的排出也就更加困難。

正在練習運動以消除下半身肥胖的女性，千萬不要做到使自己感到疲勞的程度，否則將有非常不利的後果，例如，原本想去除的廢物不但不見減少，反而愈積愈多，更加深自己的困擾；況且有浮腫的現象時，也不適合運動的，需要保持絕對的穩定狀態。

最好等到完全與下半身肥胖揮手道別，恢復苗條的下半身時，再來盡情地享受各種運動的滋味，還沒有達到標準時，必須適度的選擇才行。

不管妳是大腿或小腿過粗，反正只要是想使下半身變細的女性，我經常都鼓勵她們多做游泳這個運動。如我剛才所說的，游泳是唯一不必限制、可以盡情享受的運動。游泳時，必須常常作深呼吸，而我也曾不厭其煩地重複說明過，呼吸法不但可使脚變得更漂亮，對美容及健康也具有無法抹滅的正面影響。

又，游泳是唯一可以充分使用到全身每一個肌肉的運動。游泳時，身體藉著水的浮力漂浮在水面上，在不需要增加重力負擔的水中活動筋骨，可以免去身體某一部分必須特別用力的困擾。

一邊施行正確的呼吸法，一邊進行游泳時，絕對不會使身體感到過分勉強，當然也就不會產生疲勞困倦的感覺，而且還可使神經系統得到充分的休息，有安定神經的作用。

在水中行進時，當然會受到水的抵擋，感受到水的壓力，如此好比身體的組織受到強力的水按摩一般，可促進血液循環，對皮膚也很有幫助。

●使脚變細的走法及變粗的走法

雖說游泳是最理想的運動，也並不表示其他的運動就應該全部放棄，只不過須遵守節制，把握幾個原則罷了。最普通的運動「走路」，就深具使脚變細的功能，因此提供給各位參考，希望大家多多的施行。

「步行」不只是屬於脚的運動，同時也是相當理想的全身運動，假如因缺乏運動或有某種障礙，導致脚部長期處在淤血狀態時，就會產生浮腫，血液循環不通暢，連帶著腦部也就無法得到充分的血液供應；這時，我們就無法集中精神，經常處在焦慮不安、茫茫無從的虛恍狀態中，無論對健康或美容都有不良的影響。

步行就是利用脚離開地面時，脚尖的彎曲作用，充分發揮了促進血液循環重要的類似「幫浦」的任務。如果是快步走，當脚離開地面時，脚踝會直接感受到伸直時的壓力，更加促進血液循環；也就是說，由於步行的動作，全身的血液循環將會有所改善。同時成長賀爾蒙激素的分泌也會增加，有助於燃燒多餘的脂肪。

實際上，脚部是愈走愈修長的，當然，不只是「走」就可以了，還必須注意自己走路的方法對不對，有時會變細，有時則相反的愈變愈粗。我常在街上看到有些時髦、漂亮的女性，走路時却往往是隨隨便便毫無節奏感，或懶洋洋地拖著脚走路，彷彿擔負了千斤重擔似的；也有的是整個脚底用力「拍答、拍答」的踩，不但會給人不好的印象，而且還會使自己的脚變難看。應該經常訓練自己，養成富節奏感的、快速的步行法才是。

走路時的姿勢也是相當重要的，我發現目前有很多女性走路時都是上身向前傾、彎著膝蓋、壓著腰部，如此不但會使脚形變樣，也會變粗。

走路姿勢不良，不但有礙觀瞻，而且對身體各器官也會產生不良的影響。例如：長久弓著背走路的姿勢，會壓迫到內臟，引起消化不良，阻礙血液的循環，也會影響到橫膈膜的活動，使它逐漸遲鈍；造成新陳代謝不活絡，脂肪的搬運也就不順利，顯露在外對美容上的損害則是：皮膚缺乏潤澤、顏色枯槁，毫無彈性，頭髮也不再烏黑柔順，變得枯黃乾澀難梳理，而且容易脫落、分岔、斷裂等種種令人頭痛的現象。

只要做到伸直脊背、挺起胸膛，腰部也就會自然而然地提高，看起來就是一副精神飽滿、神采奕奕的動人姿態，所以也相對的顯得比平常修長些；如果再加上不使膝蓋彎曲，那簡直是最完美的姿勢了。走路時膝蓋的彎曲方法應該是：在伸出另一隻脚前進時，膝蓋必須保持伸直。如此即可伸展阿基里斯腱；脚尖部分的大屈伸運動對血液循環也有重大的關連。

爲了維持健康，特別是爲了保持脚部的最佳狀態，最好一天能走約一萬步。

可是，目前的工商社會最重視的就是分秒必爭，爲了爭取更多的時間，大部分婦女上下班時都是以車代步，因此，平均每天走不到五千步。爲了美麗的玉腿，我勸大家還是儘早放棄舒適的交通工具，採取最自然、最有益身體的方式——步行吧！

我並不是苛求妳們一天得走上幾十公里路，事實上也辦不到，大部分人會在施行第一天後就宣告放棄。我只是建議各位先從二個站牌之間的距離開始，不論是上下學或上下班，能夠提早一站下來，以步行到達目的地，不就在日常生活中增加了許多走路的機會嗎？

再者，在大樓中工作的女性，儘量不要使用升降梯，而以爬樓梯代替，不是有人說嗎：「多爬一級階梯可以延長一小時的生命！」到百貨公司購物時亦然。「多走路」可說是我們生活中的一句雋語。

如果是「三天捕魚、七天曬網」想走才走路，是不會有任何效果的，每天不需要走太久，但一定不可中斷才行，「一分耕耘、一分收穫」相信這個道理誰都懂。

爬樓梯特別容易鍛鍊到阿基里斯腱，但不要每級階梯都用整個腳底去踩，而是採用腳尖的力量，如此才能使小腿肌肉及腳踝部分活動起來。

●欲解除下半身肥胖，瑜珈比跳爵士舞有效

現在我先來介紹一下瑜珈的流變。

瑜珈約始於五千年前，屬於印度河流域，婆羅門的秘教之一，其後才逐漸流傳下來。

雖說瑜珈的流派多達七二種，但其中最重要的是，目前較普遍的「哈達」瑜珈。

瑜珈原本屬於不祭拜特定的神祇，也沒有嚴格教義的一種似宗教的團體，它的終極目的是使人人矛塞頓開，與自然界合爲一體。但畢竟精神和團體是不可分的，帶著一副凡俗、衰敗的肉體如何使靈得到超脫呢？於是他們的創始著就研究出種種神奇的動作，爲的是在獲致健全的精神之前，先造就一副健康的身體。

我們爲了解決下半身肥胖而採納瑜珈時，也必須時時意識到精神上的一種昇華，達到「悟」的境界。瑜珈所施行的各種姿勢可以刺激我們在日常生活或各種運動中幾乎不會使用到的肌肉，使這些肌肉活動、伸直，促進新陳代謝。

除此以外，它還可以促進血液循環（幾乎所有的運動均具有此項特質）、助長賀爾蒙的分泌，調節全身的均衡，這一點是不能忽略的。對於自律神經的強化及歪斜的脊椎骨的矯正，也有很大的功效。還有淨化血液、輸送新鮮、充足的氧氣至全身、使細胞活性化等等，都有助於我們改善下半身肥胖的症狀。

瑜珈術包括好幾百種姿勢，在這裡我所要介紹的只是簡單的幾種而已，但它們對下半身的美容却特別具有神效。

如果情況不允許，沒有辦法施行瑜珈術也不必太勉強，只要切實的練習運動法、呼吸法、鬆弛法，還是會有效果的。只不過瑜珈可說是以上三項的總集，從全身健康的觀點來看，還是瑜珈術最理想；因爲瑜珈的姿勢可以鍛鍊身體各部分，也可以活動特定的部分，在在都可顯示出其神奇的效能來。

施行瑜珈時，動作儘量緩慢的進行，當然要注意配合正確的呼吸法，才能達到事半功倍。同時必須對每一個動作貫注全副的精神方能領略其中奧義。

不管採取什麼樣的姿勢，一切都以不勉強自己爲原則，並不是勉強完成動作就可期待效果早一日出現的，反而會傷害到身體。我們要經常注意自己身體的狀況，把身體彎到什麼程度，或把脚提高到什麼位置，這些都不是要點，最重要的是，妳是否在自己能力所及的範圍內，努力認眞地執行每一個動作。

在上一個動作和下一個動作之間，一定要有數秒鐘的休息時間。仰臥著，讓全身肌肉完全放鬆，慢慢地調整呼吸。

如此一來，因肌肉的收縮運動所產生出來的疲勞物質就會立刻被排除掉，所以很快的就能使疲勞感消失。

過去幾乎從來沒有運動的人，要做使下半身解除肥胖的運動練習前，先做二～三天的瑜珈術是非常聰明的作法，因為我們可以利用瑜珈術來使幾乎在冬眠狀態中的身體「清醒」過來。

這時，應該從最簡單的動作做起。

由於從做瑜珈開始，就可以緩和身體的緊張及僵硬，因此如果先做幾種特定部位的練習也是很理想的。

瑜珈也跟運動練習相同，在彎下身體，或把胸部靠近身體的某部位時，就要呼氣；伸直身體，或身體要離開地面時，以及抬起脚時，則須充分吸進空氣。

各位並不須要施行所有我介紹過的動作，只要挑出幾種適合自己狀況的來練習即可。可以隨時改變姿勢，先習慣於某種特定的動作，抓住那個要領後，再把每一個步驟反覆作三次。

•瑜珈①——休憩的姿勢（請參照162頁）

仰臥，先將兩手向上伸直，伸展全身，保持緊張的動作，然後儘量放鬆全身的力氣，雙手慢慢的放下，輕輕擺在距身體三公分處，手掌向上；脚也要輕鬆的張開，肩膀及下顎也要放鬆，眼睛輕輕閉着。

•瑜珈②——改善大腿到臀部、背部線條的六種方法

（請參照162～163頁）

(A)雙膝跪地，兩脚併起坐下，然後以右膝向前立著，右手放在右膝上，左手放在左腿處，以右手用力將右膝向下壓，但這時千萬不可彎曲背部，壓到不能再向下壓時，暫時保持不動三～四秒，然後慢慢恢復原來的位置，再換另一隻脚進行同樣

的動作。

(B)一直練習到可以使膝蓋觸地爲止。

(C)雙腿合併站立，接著曲起右膝，將右腳底緊貼在左腳的大腿根部，全身重量落在左腳上。兩手在胸前合掌，慢慢的一邊吸氣，一邊把合併的手掌抬到頭上高高的伸直，這一連串的動作若能連續進行，儘量保持這種姿勢，反覆作深呼吸；然後慢慢的一邊呼氣，一邊把腳放下，再換腳作同樣的練習。

(D)仰臥，慢慢的彎起膝蓋，儘量朝胸前靠近，用雙手緊緊抱住兩腳，保持這種全身緊密結合的姿勢。頭部可以著地，也可以如圖般抬起，彷彿要嵌入雙膝間一般。

(E)腳儘量朝兩側張開坐下，兩手放在大腿上，一邊慢慢的吐氣，一邊把放在大腿的手慢慢朝腳尖移動，同時上身也要隨著向前傾，直到無法再前進爲止。此時數著：1～100，然後慢慢的吸氣，恢復原來的姿勢。

(F)下顎著地，兩手分別置於體側，俯臥；接著彎曲膝蓋，以兩手從外側各拿各的腳踝，用力拉著腳，使身體成爲弓形，胸部及頭部也要儘量往後仰，注意膝蓋必須離地。繼續保持此種姿勢，從1數到100。一般人要做到如此的程度恐怕不太容易，只要儘量使膝蓋離地即可。

數到100後，兩手握著脚慢慢的先讓膝蓋著地，然後再輕輕放下胸部緊貼地面，再把握著脚的雙手放開，同時慢慢放下雙脚，以下顎頂住地面，暫時休息一下。然後再施行同樣的動作看看。

●瑜珈③——使小腿變細的二個方法（請參照164頁）

兩腿伸直坐下，然後曲起右膝，以雙手握住右脚脚底，接著慢慢伸直膝蓋，把脚抬高，以這樣的姿勢一邊吸氣，一邊向後傾斜。

這是個難度頗高的動作，千萬不可太勉強，如果手無法握住脚底，也可以改握脚踝，脚踝也握不到時，可以抱住小腿，最重要的是使腿伸直，絕對不可彎曲。能夠做到(A)，就可以接著施行(B)；雙手握住脚跟，如要扛東西般，把脚拿到頭部後面。這種瑜珈動作可以提高肌肉的柔軟度和促進血液循環。

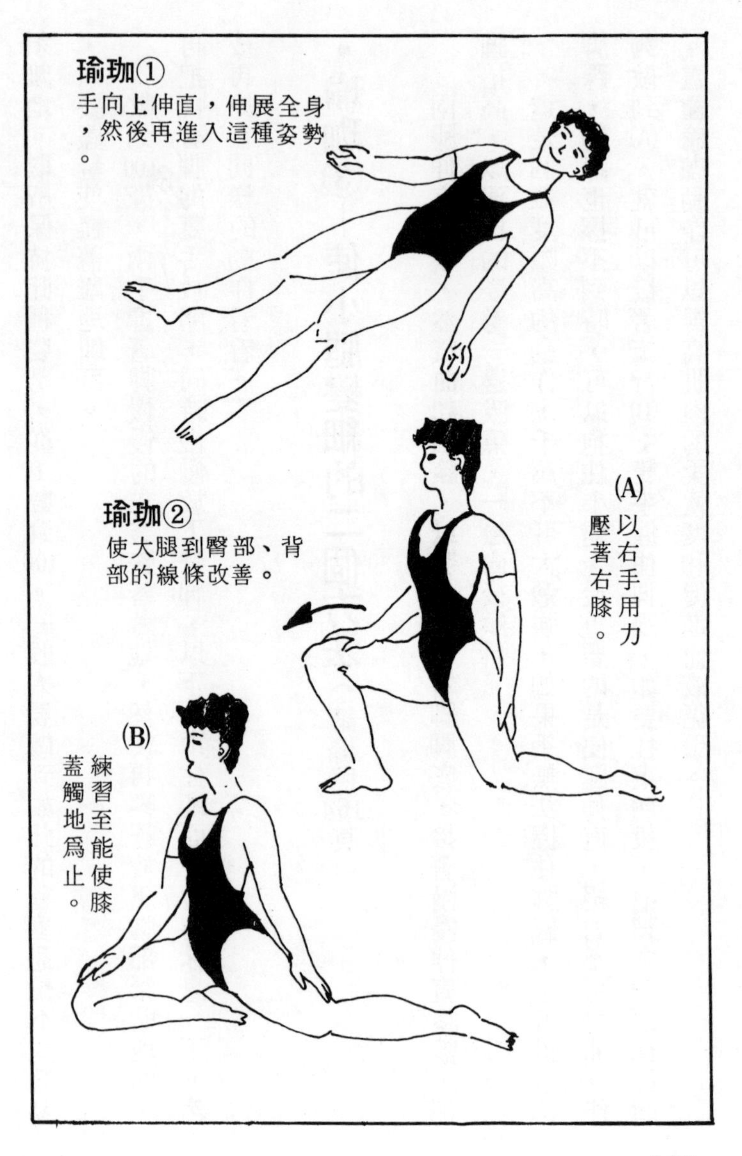
瑜珈①
手向上伸直，伸展全身，然後再進入這種姿勢。
瑜珈②
使大腿到臀部、背部的線條改善。
(A)
以右手用力壓著右膝。
(B)
練習至能使膝蓋觸地爲止。

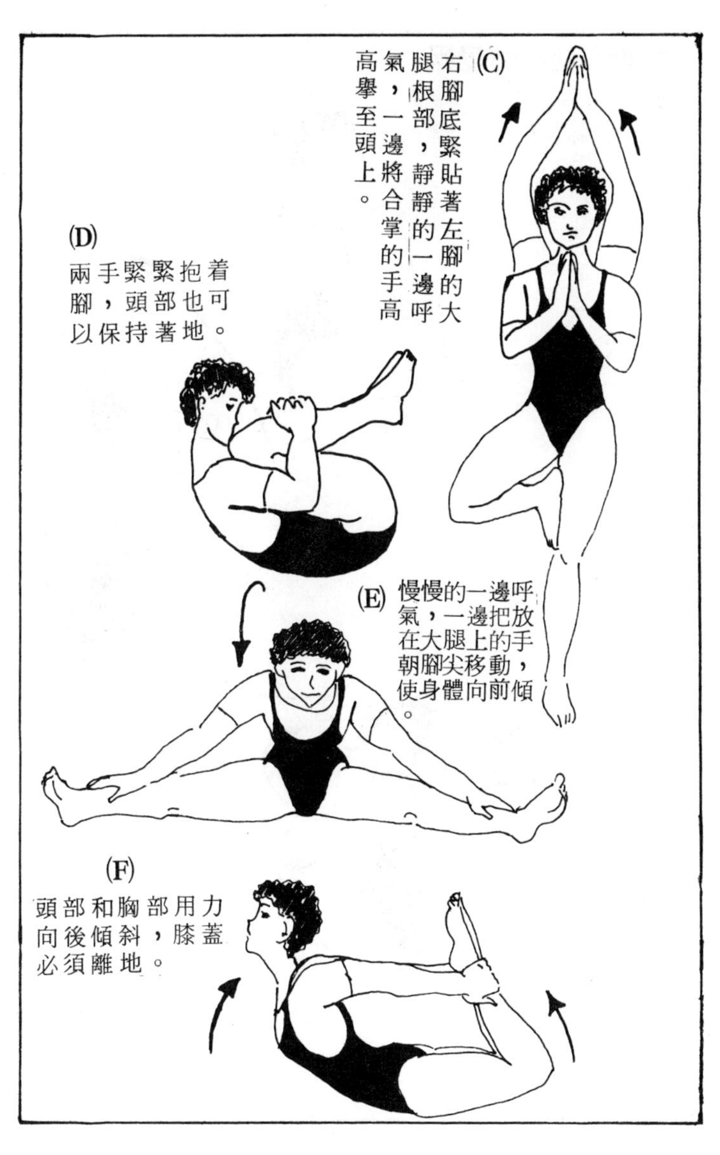
(C)
右腳底緊貼著左腳的大腿根部，靜靜的一邊呼氣，一邊將合掌的手高高舉至頭上。
(D)
兩手緊緊抱着腳，頭部也可以保持著地。
(E)
慢慢的一邊呼氣，一邊把放在大腿上的手朝腳尖移動，使身體向前傾。
(F)
頭部和胸部用力向後傾斜，膝蓋必須離地。

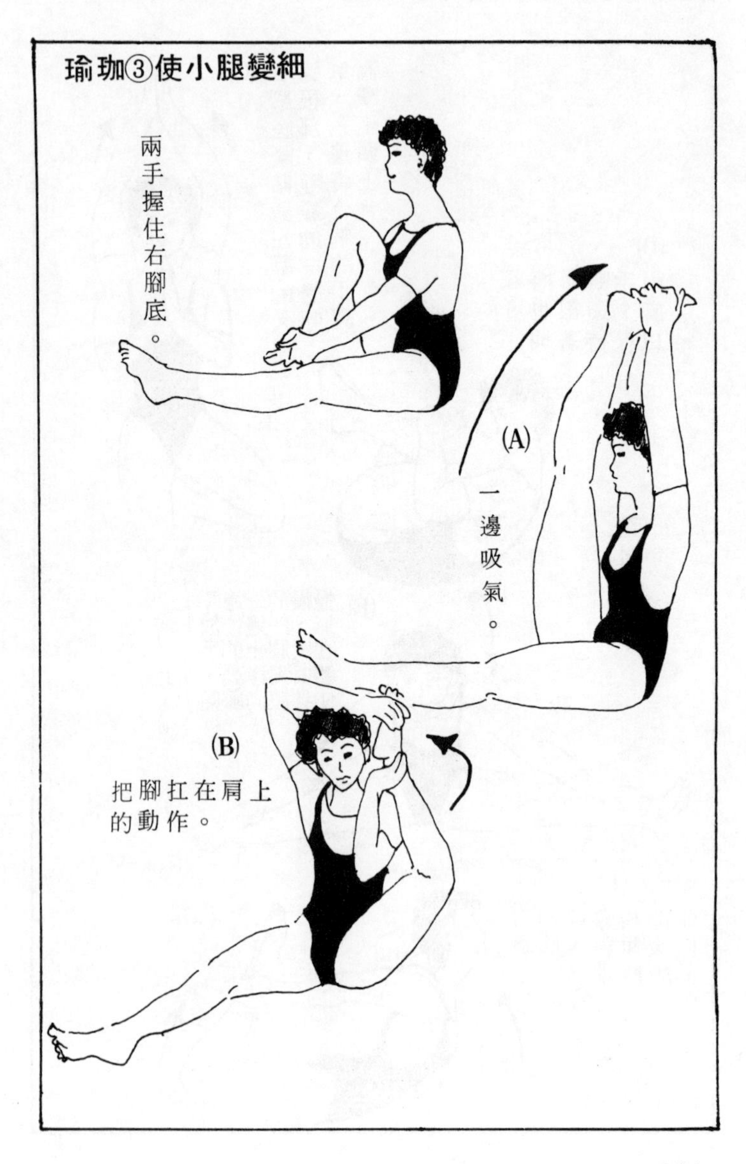
瑜珈③使小腿變細
兩手握住右腳底。
(A)
一邊吸氣。
(B)
把腳扛在肩上的動作。

●瑜珈④——全身性的瑜珈（請參照166頁）

雙膝跪地，膝蓋以下的部分緊貼地面，左右手指交握，形成三角形，頭部放在手掌上，額頭必須著地。以此種姿勢爲起點，慢慢伸直雙膝，習慣後，再慢慢使雙脚靠近臉部，使上半身成爲直角的姿態。不要過分勉強，能持續多久是多久；然後慢慢的先把膝蓋放下，再回到原來的姿勢。

●瑜珈⑤——對下半身肥胖者特別推介的瑜珈（請參照166頁）

仰臥，雙膝貼在胸部，手放在兩側腰上，幫助提起腰部，然後再慢慢的伸直膝蓋；儘量保持這種姿勢。接著才慢慢的放下雙脚，深深又慢慢的呼吸，儘量放鬆力量。爲了造成最大的效果，最好保持這種姿勢三分鐘左右；當然，剛開始可能無法做到，可以先維持一分鐘，再慢慢的延長時間，直到能持續三分鐘爲止。

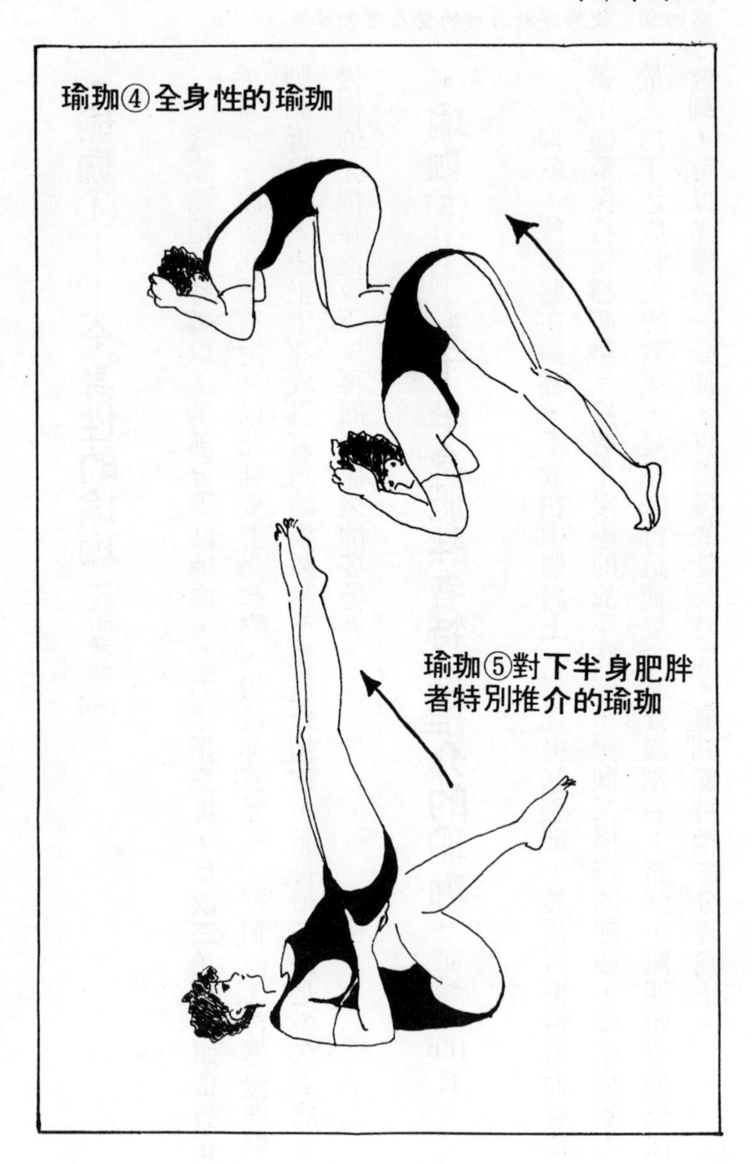
瑜珈④全身性的瑜珈
瑜珈⑤對下半身肥胖
者特別推介的瑜珈

這個動作是在以上四種瑜珈練習終了前，作爲最後總整理的動作，希望各位有始有終。

第五章　利用正確的按摩及入浴法造成苗條的身材

●求心性按摩法可以促進淋巴的流動

在體內各組織間循環的血液及流動的淋巴液，如果不能順利前進，腳也會變粗。這是體液本身因重力的影響而停留在腿部，再加上血液及淋巴液的停滯，所以不能好好處理脂肪、廢物、毒素等物質，因此在皮下愈積愈多。如此一來，大腿或小腿就會附著脂肪，變成所謂的「蘿蔔腿」的難看狀態。

使血液循環良好當然是解除下半身肥胖及維護身體健康的首要條件。改善飲食生活，可以強化血管功能、調節血壓、淨化血液等，造成有利於血液在全身循環的條件。攝取更多氧氣的呼吸法則可以淨化血液，順利處理停留在體內的廢物。

運動練習法則是爲了使血液循環良好不可或缺的要件；綜合以上三種方法再配合使用按摩法，就會出現更佳的相乘效果。一邊使整雙腳的血液循環良好，一邊集中精神分解自己最擔心的部分的脂肪，這也是按摩法的特殊效果之一。

按摩有各種不同的技巧，跟一般所謂的「馬殺雞」是不盡相同的。

馬殺雞這種治療法是在一百年前由法國傳來的，但在這之前，我國早就有用手指及手掌搓揉或撫摸，調整機能的「按摩」。但這種古老的按摩法只是一種消除疲勞的方法；隨著西洋醫學的發展，馬殺雞才成爲我國手技療法的主流。

東洋自古以來的按摩法，及奠基於西洋醫學理論的馬殺雞法之間，無論其起源、發展過程或治療原理都不相同，但手法却非常相似。實際上，認爲按摩屬於馬殺雞的一種，此想法已經爲大多數人所認同，在施行技術時，它們的行進方向正好相反。我想在詳細說明使下半身修長的按摩技法之前，先介紹一下按摩的種類。

在施行脚部按摩時，大別有二種方法：其一就是從大腿朝脚踝方向進行；其二則是從脚踝朝大腿方向進行。前者是從較接近身體中心——心臟的部位，向身體末梢前進，因此稱爲「遠心性」，大抵沿著經脈行進；後者則是以心臟爲中心的血管（主要是靜脈）爲主軸，從末梢地帶向著身體的中心——心臟行進，因此稱爲「求心性」。「遠心性」及「求心性」的效果也不一樣。

「遠心性」按摩法的特徵是具有鎮靜作用。它可以讓疲勞的肌肉鬆弛，使其充分休息；對神經也有抑制興奮、安撫、誘導入眠的功能；我國的按摩法就是一種「

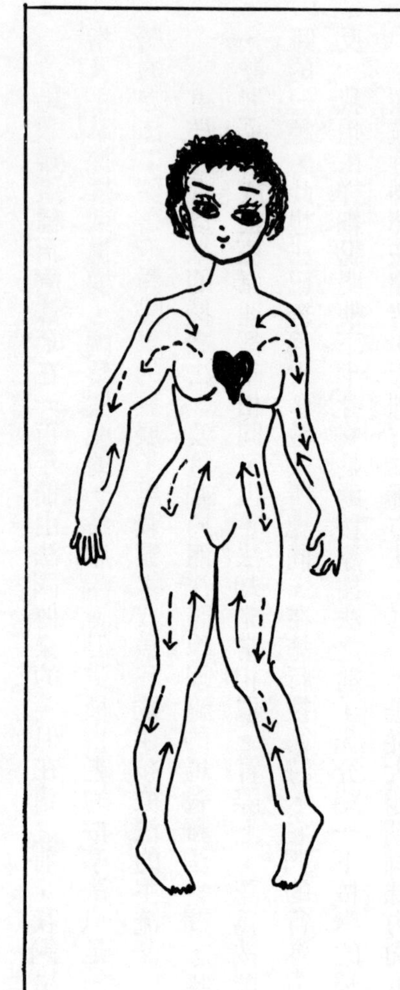

求心性方向

→

遠心性方向

←---

擔心下半身粗大最好使用求心性按摩法！

遠心性」的按摩。

「求心性」按摩則正好相反，它的主要目的是促進靜脈血及淋巴液的流動，使肌肉和皮下組織的代謝旺盛，供給細胞營養素及氧氣，使它們活潑起來；也可以促進因運動而產生的疲勞物質的排泄；對神經而言，則可刺激興奮、高亢，增進其敏感度。

由以上看來，對於希望下半身修長苗條的女性，「求心性」按摩法應該比較適合。由於血液循環良好，淋巴液的流動也會順利，淤血及浮腫的現象也會逐漸消退，再加上把身體不需要的物質不斷的排出，脂肪也就不能定著下來。而具有促進代謝作用的營養素和幫助脂肪燃燒的氧氣也會輸送到全身；因此，「求心性」按摩對擔心下半身肥胖的女性可說是最理想的方法。

●在法國得到實證的海藻按摩

自古以來，按摩就被當做一種具有治療功效的技法施行，一直流傳到今天。翻開中國的史籍，可以知道在紀元前三千年就有人利用有節奏的撫摸身體或施加壓力，給予身體有利的影響；古代埃及人、印度人、希臘人，他們似乎也很了解，配合飲食法、運動法、呼吸法以及按摩法的施行，對身體造福良多。按摩實在擁有太偉大的神效，因此我希望大家都能學習自己可以做到的簡易按摩法，來幫助解除下半身肥胖的難看症狀。

在施行按摩法時，因爲手必須直接碰觸患部，所以對解除淤血狀態、促進淋巴液流動，具有即效性。

它也可以迅速分解積存在皮下組織的多餘脂肪，促進脂肪分解；同時被分解的脂肪也會隨著在組織中循環的血液及淋巴液排出體外，造成下半身肥胖的因素也會一個一個的被消除得徹徹底底。

如果爲了提早得到效果，而在施行按摩時，一開始就太用力也不好，欲速則不達，必須一步步進行。要加強壓力時，應該一點一點逐漸加重才對；大部分爲下半身肥胖而苦惱的人都有程度不等的皮膚過敏現象，這種人的微血管特別容易破裂而形成淤血的痕跡，因此要加以刺激時，必須特別注意自己的狀況。

況且，過分加壓時，會使神經高昂起來，處在一種亢奮的狀態中，對精神上絕沒有好的影響。

事實上，施行按摩法所需要的時間長短依個人程度而有所差別，不過大體上說來，一〇～二〇分鐘是最恰當的。尤其是針對自己所擔心的部分，作集中性的按摩，更容易早日出現妳所期待的效果。

如果想得到最大的效果，到底應該在什麼時間施行按摩？又該怎樣施行才好？以下就來說明。

首先，應該把按摩配合在日常生活中；這一點並不困難。最好把它當做每天的例行公事來施行，如果無法做到，至少二天也要施行一次。

只要把它自然地應用在我們日常生活中，就像吃飯一樣稀鬆平常。最簡單的方法就是在每天洗澡時順便按摩，如此一來，不但可促進血液循環，又可以在輕鬆、愉快的心情下完成全身的按摩（但要注意不可使血液充脹腦部）；這一點我將在下章中作詳細的介紹。這時如果能配合使用海藻入浴劑或氣泡按摩器　效果會更好。

一邊觀賞電視節目，一邊施行按摩，也是一個好辦法。按摩時不須選擇特別的時間、場所，只要抱著「快些使大腿消瘦」的強烈意念施行的話，何處不可行呢？

雖說按摩何時都可施行，但也有幾個禁忌必須遵守的，其一是飲食後二小時內的時間，這在施行運動練習、瑜珈時也是相同；肚子太餓時也不要做。最有效的還是剛入浴的那段時間，尤其在妳使用海棉或入浴用刷摩擦過身體後。而且洗完澡後，全身的肌肉或精神都會放鬆；因此利用這段時間來施行按摩是再理想不過了。

在心、身均處於緊張的狀態中，或趕時間時，或在焦急不安的情緒中，最好避免按摩。因爲此時的神經已經擔負著過度的壓力，如果再施行按摩，反而會降低它處理廢物及疲勞物質的能力，對身體來說，不但未受其益，反受其害。

而在身體溫暖，心情也很寬舒的時候，再來施行按摩則有如錦上添花，助益無窮。洗澡後要按摩時，爲了能使手指在皮膚上光滑的活動，不妨使用乳液。

在飲食中攝取海藻類食物也是製造富魅力的脚不可缺乏的要素。但海藻必須經由消化、吸收的作用，才能確實發揮其功能，因此，有人稱海藻爲「吃的化妝品」。利用海藻的健康美容法早由法國及北歐各國開發出來，這些國家在很早以前就已經意識到海藻中健康成份的重要性，但因爲在歐洲海藻並不多見，那裏的人民沒有吃海藻的習慣，因此當地的科學家就想到把海藻中有效的成份抽出，經加工後變成容易吸收的狀態，用來擦在皮膚上，然後再吸收到體內的方法。

利用此種方法，在法國有一種名稱「塔拉索地匹亞」，也就是一邊住在旅館中，一邊到這個「塔拉索地匹亞」去，利用海藻及海水來做各種治療。那裡有很多爲交通事故受傷後的復健者及患氣喘等慢性疾病的患者所準備的療養所；當然也是美容減肥法之一。

現在我們就來談談「龍特優」，這就是在「塔拉索地匹亞」中所使用的，以海藻素爲主要成份的按摩霜。通常這一類屬於外用品的冷霜，其營養份都不容易由皮膚吸收，但「龍特優」則例外；這一點已經得到實際證明。經由「龍特優」，我們可使皮膚吸收到必須的礦物質，分解附着在皮下組織的多餘脂肪。

●按摩①——輕擦法（請參照183頁）

這是將手掌緊貼在要加以按摩的部位，再施以適當的壓力，輕輕摩擦的方法。摩擦的要領是必須使手掌心及五個手指都緊附在肌肉上，從開始撫摸到終了爲止，都不可改變壓力的強弱，要平均的進行；同時一定要由脚尖朝着心臟的方向進行。

輕擦法可說是以下即將陸續出現的更加激烈的按摩法的準備動作，它可以使血液及淋巴液的流動更旺盛、除去疲勞物質。有手脚寒冷，或因循環障礙所導致的浮腫也可以靠輕撫法來改善其不良的狀況。

●按摩②——抓肉法（請參照183～184頁）

這是從皮膚上捏起多餘的脂肪層，屬於求心性的按摩法。

不要只在指尖用力，也必須活動肘及手腕。以整個手掌心或手指頭的內側，輕柔柔的抓起來揉。視按摩部位脂肪層的多寡，有時可以使用整個手掌，有時則只需以手指頭的內側來按摩。

脚踝及大腿部分的按摩可以坐著施行，但脚必須抬到枱上來；脚尖到大腿這一帶可以使用手指頭來揉搓，可是大腿根部到臀部這一帶因爲面積較大，因此必須使用整個手掌。

要施行這樣廣範圍的按摩時，可以把那部分當做一塊溼的海棉，而以擰乾它的手法來施行。

從大腿根部到臀部這一部分一定要站起來施行，以兩手同時夾著一隻腿比較容易做到。

•按摩③——擰肉法（請參照185頁）

兩手緊握成拳頭，從表皮開始壓迫；一開始先輕輕的，然後再慢慢增加壓力。這時，手不要移動，以同樣的力量繼續往下壓，欲放開時，要慢慢的放鬆力量。以按摩②無法做到的部分，且下半身太肥胖的人，最好暫時先施行輕擦法，以後再改做按摩③，如此對從大腿根部到臀部這一帶的贅肉比較有效。

●按摩④——S字形的抓法（請參照185頁）

這是「脂肪分解按摩」的基本型。用兩手的拇指和其他的手指來抓起脂肪層，右手及左手必要交互移動，使抓起來的脂肪層能夠成為S字型。如果只用手指來抓，壓力不能平均，會有淤血的現象，所以雖然手指尖須要用力，可是整個手掌也應該緊貼皮膚才好。

●按摩⑤——S字形的擰法（請參照186頁）

基本上與S字形的抓法是一樣的，所不同的是，它不必將肌肉整塊的抓起。這是相當強烈的按摩法，因此，必須等到身體能夠充分適應於刺激時才可施行。

把整個手掌心附著在想要按摩的部位上，然後手指頭稍微用力，把兩手抓住的部分做「擰」的動作，如同擰著厚厚的毛巾一般。

無法抓起肉塊的部分，就以這種S字形的擰法來代替，但肌肉若能被抓起，就不必如此做。

●按摩⑥——強擦法（請參照186頁）

消解下半身肥胖的按摩法一定從輕擦法開始，然後以強擦法作爲結束。

將手掌緊貼在皮膚上，以皮膚爲界，揉搓皮下組織，一定要朝著心臟的方向用力擦。

此種按摩法可使血液及淋巴液的活動更活潑，去除停留在組織內的廢物及脂肪。

在當天一連串的按摩中，以強擦法來作爲結束是非常重要的。在施行時，一面塗抹按摩霜，一面按摩，效果會更卓著。

●解除下半身肥胖的脚底刺激法

自古以來，東洋醫學就非常重視脚底這個部位，我們可以藉著刺激脚底，來治療內臟及腦的疾病。人體分布著許多連接體內各器官的穴道，大約三百處；其中約二〇%集中在脚底，由此點不難看出其重要性。

撇開穴道不談，以常理來推斷我們也可以得到結論；人在一生中，只依靠著僅僅二〇〇平方公分的脚底來支撑著數十公斤的體重，而且不只是支撑而已，它同時也擔負著走、跑、跳的艱鉅任務，這麼重要的部位當然不可能對我們的身體健康毫無影響。事實上，脚底不僅聚集著各種不同的穴道，也分布著很多血管，尤其是把骯髒的血液送回心臟的靜動脈環流的血管。刺激脚底具有如下意義：

①可以促進脚部血液循環通暢，尤其可刺激靜脈血的循環，去除淤血或充血現象，使新陳代謝活潑。

②可以矯正脚的變形，尤其是脚趾的變形；也可以使硬化的關節變得柔軟，更具彈性，不致經常受到損傷；用以防止廢物的積存也相當有效。

③提高內分泌的功能，去除積存在組織中的多餘脂肪，使身體更健康；也可以保持敏捷的神經反射。

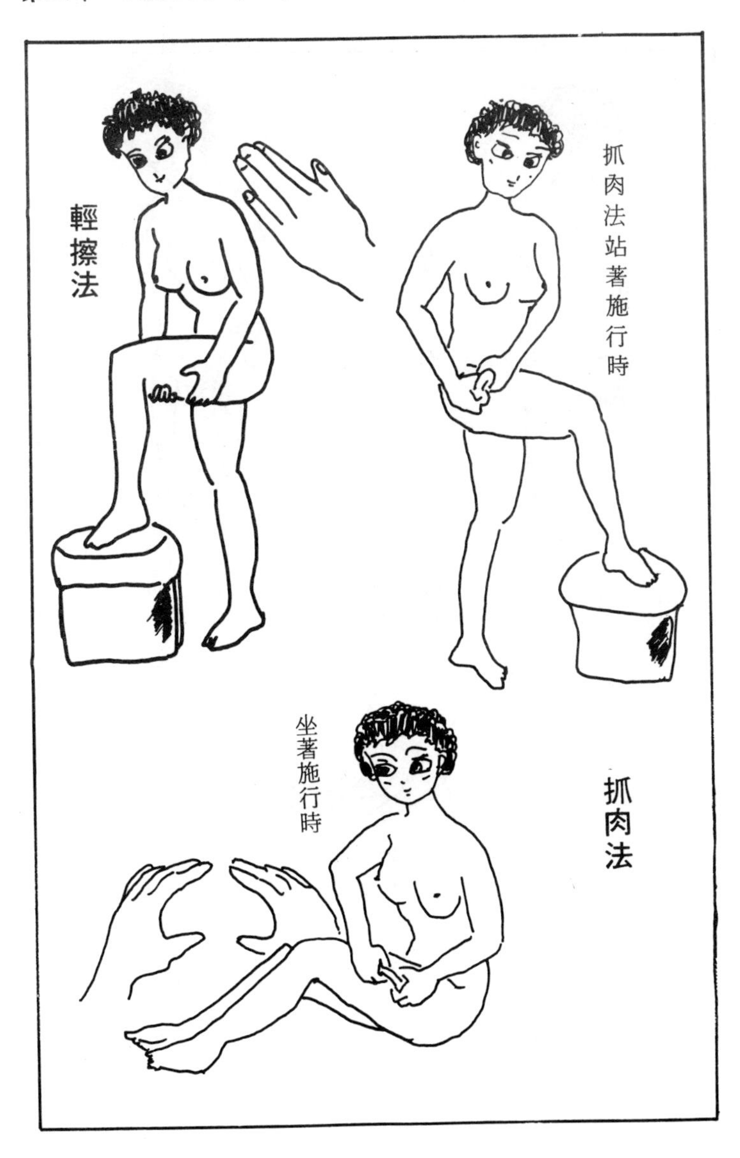
輕擦法
抓肉法站著施行時
坐著施行時
抓肉法

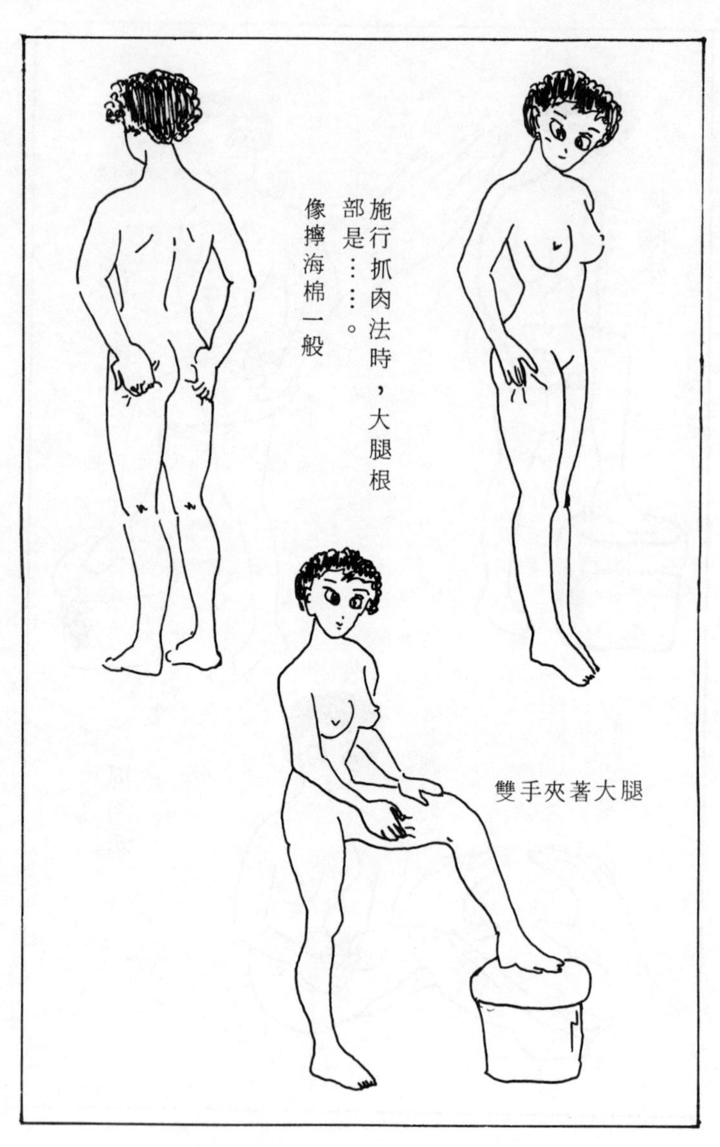
施行抓肉法時，大腿根部是……。
像擰海棉一般
雙手夾著大腿

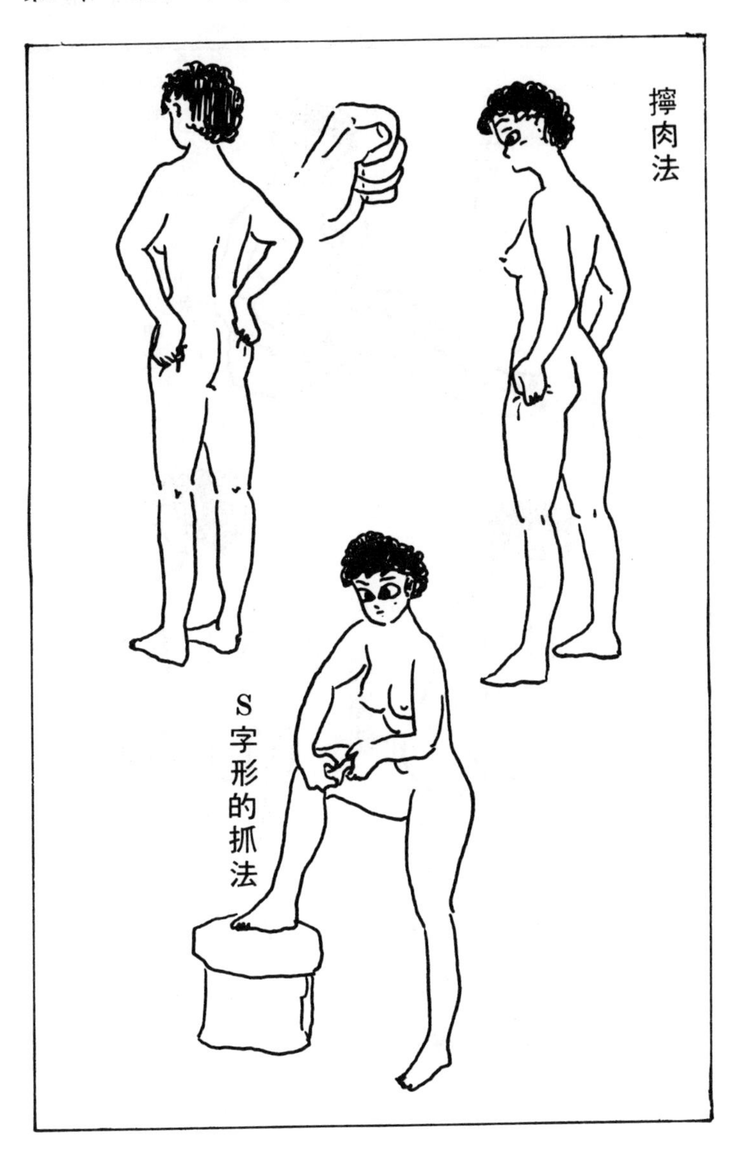
擰肉法
S字形的抓法

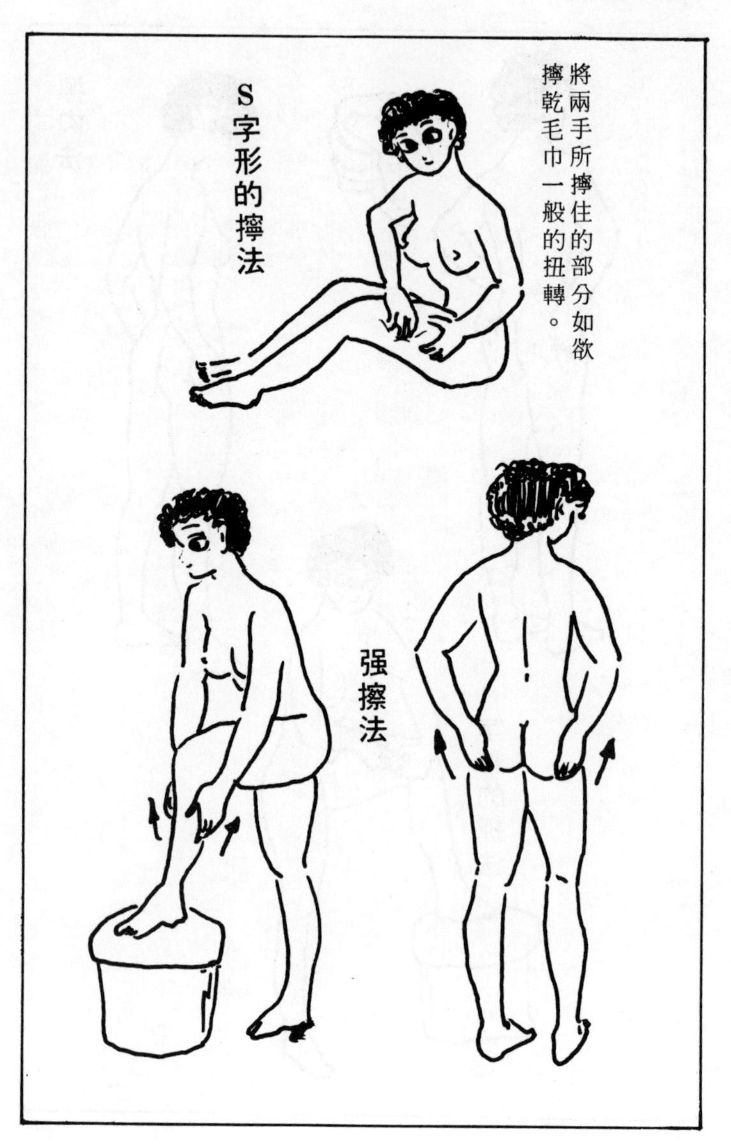
S字形的擰法
將兩手所擰住的部分如欲擰乾毛巾一般的扭轉。
强擦法

產生浮腫而使腳無法變細的原因之一是如前所講，由於腳部的靜脈血不能充分地向著心臟進行環流，而導致淤血和高滲透性；包含在血液中的水份會被細胞組織壓擠出來，於是形成浮腫。

同時，體內的廢物及殘留物質也必須靠靜脈血及淋巴液來排泄，因此這二部分的流動如果有了障礙，就好比家裡的水管阻塞，無法排水；同樣的，脂肪的搬運也不能順利，整雙腳會粗大到不堪入目。

因此，想要擁有雙修長的玉腿，首先必須使淋巴液及血液的流動通暢。防止淤血、使淋巴液流動順利的方法之一，就是剛才介紹過的按摩法；不過只是刺激腳底，也可以產生相同的效果。只是，腳底刺激法雖然可以消除淋巴液的停滯現象，使血液循環良好，但卻不能夠分解多餘的脂肪，所以如果能跟直接刺激局部的按摩法並用，那是最好不過了。

如因公事繁忙、節目安排緊湊，無法每天撥出一些時間來按摩雙腳的人，也可以利用踩青竹等，隨時隨地，只需在很短的時間內就可完成的腳底刺激法。這種東西在任何百貨商店都可以購買到，不妨買一個在家中備用。

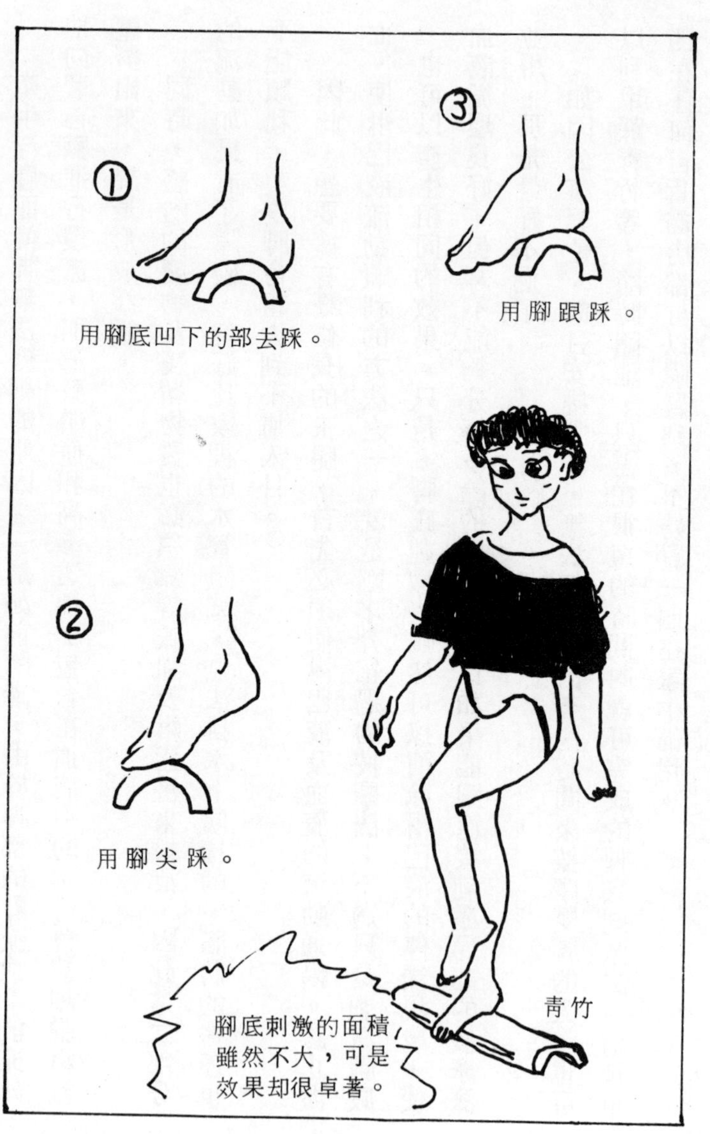
①
用腳底凹下的部去踩。
②
用腳尖踩。
③
用腳跟踩。
腳底刺激的面積雖然不大，可是效果却很卓著。
青竹

•壓力會損害女性的姿態

我們的身體在不知不覺中會受到心中的各種動態，尤其是感情的紛雜所影響。例如：在戀愛中的女性，經常顯得容光煥發、脚步輕快，彷彿踩在雲霧中一般，不但精神爽朗，又因為賀爾蒙分泌的影響，使皮膚更具光澤、更富彈性、神采動人，全身煥發出說不盡的亮麗。

相反的，經常處在焦慮不安狀態中的人，皮膚會黯淡無光，整個人顯得毫無生氣，給人一種灰敗頽唐的印象，而且本身也容易陷進憂傷的絕境中無法解脫。

會帶給我們身體不良影響的，主要是一些負面的情緒變化，輕度的煩悶、憤怒、恐懼、哀傷等不快感，只會造成短暫的異常；但這些情緒如果持續太久又太強烈，就會隨著精神上的高昂衝擊著我們的呼吸器官、循環系統、皮膚感覺器官、生殖器官、肌肉、骨骼等，使它們受到重創而導致病症的出現。

唯有在心理與生理保持均衡的情況下，才能稱為眞正的健康。壓力累積過多或過分疲勞時，處理廢物的能力就會大大的降低，搬運脂肪也不能順利進行，於是脂肪就會附著在討厭的部分，不用物質愈積愈多，壓力感也就愈來愈沈重，使自律神經失去均衡，開始影響到身體各部分。

某種程度的疲勞感當然不會造成什麼損傷，只要稍微休息一下就可以了。因爲疲勞感是我們身體的一種信號，警告我們不可再勉強下去，因此感到疲勞時，最好的方法還是躺下來，充分休息一下。對身體有不良影響的疲勞感是文明人的通病，其症狀如：無精打采、冷漠、焦慮、不安等，都是神經失調所引起的。

生活在這個忙碌的社會中，人們多多少少都會感受到精神上的壓力，喚起種種神經的病症。

生活上的無聊、單調、機械化，或擔心不能順應新的生活環境時，也會產生精神上的壓力。不安、憤怒、恐懼、失望、胆怯，以及充塞著壓力的精神狀態，再加上日常生活中的一些瑣事，在在都可破壞神經的恒定。

我們的心理狀況與生理狀況是互爲因果，無法割離的。因此，身體的比例失去均衡，造成肥胖的下半身時，除了考慮到健康上的障礙外，也必須注意精神上的狀態。

例如：突發性的原因不明的浮腫，這是二〇～四〇歲的成年女性經常有的症狀，特別以略帶神經質的人佔大多數，大部分都是因肉體上及精神上的雙重疲勞所引起。這並不表示，精神上的壓力是直接原因所在，可以利用自律神經訓練法來控制緊張感，就可以減輕症狀。

當然並不是所有的病症都可以藉著消除緊張感而得到改善，只是既然我們知道心理與生理之間的關係如此密切，爲什麼不利用消除緊張感來給身體的健康狀態帶來好的影響呢？這是我們無法否認的。尤其是使心、身得到平靜，減輕身體異常的鬆弛法，它不但可使脚變細，而且對今後我們的人生也有一定的助益。

實際上，對於心、身關係的生理學，一直到近幾年來才有科學家開始投注心力從事研究，因此還存著很多無法解釋的部分。

人的心理變化就是由擁有新皮質及舊皮質雙重構造的大腦皮質來統攝經營的。具有強烈慾望反應的舊皮質經常會受到新皮質的牽制；萬一在這二者之間產生無法協調的狀況時，就會反應在身、心上。

大腦邊緣系則擔負著控制自律神經的機能及內分泌機能的下視丘的調整工作。精神上的緊張及壓力會使大腦邊緣系作用發生混亂，這時就會將信號送到下視丘，經過擔任總合調整內臟自律神經以及內分泌中樞的司令會將之傳送到自律神經及內分泌去。

交感神經、副交感神經的緊張，以及自律神經的失調，產生在內分泌系統上的影響就是甲狀腺機能的亢進或降低。同時副腎系下垂體就會利用感情質之變化及受壓力的比例產生相當的作用，給予循環系統、呼吸系統、消化器官，以及其他組織種種不良的影響。（相同的，也由於種種內臟組織的障礙，會產生各種各樣自律神經失調的症狀來。）

利用訓練來有效地控制自己的感情波動，這是邁入健康及美容的一個重要里程碑。鬆弛緊張的情緒、保持精神狀態的穩定，在健康、美容上的影響簡直無與倫比；當然，對製造美麗的玉腿也是不可或缺的要素。

•利用鬆弛法來消除緊張

先找一個可以讓自己安靜下來的地方，如果是自己的房間更好。

①儘量穿著寬鬆舒適的衣服，面對著燈光的位置，仰臥在地毯上；手腕不要緊貼體側，離開身體約十公分，手掌向上打開；雙脚張開約三〇公分，放鬆力量。

②深深的吸一口氣，然後再慢慢呼出，將全副精神集中在呼吸上，其他的事都不要想。

③感到身體漸漸放鬆、心情寧靜時，就可以開始下一個動作了。我們的目的是爲了讓從脚尖到頭頂的每一寸肌肉都放鬆；首先，先放鬆脚尖，然後集中力量，用力使脚尖向內捲曲，保持十五秒鐘，然後很快的放鬆力量。接著提高脚踝，離地面約十公分，數十五下後，很快的放鬆力氣，依同樣的方式，由臀、腹、胸部順序進行，儘量多花一些時間。

④反覆地進行將各部分肌肉繃緊後快速放鬆的動作。手要握拳，脚須提高，然後再很快的放鬆力量；臉部、眉毛也是相同，把眉毛皺在一起，儘量繃緊，接著很快的放鬆，這樣的動作施行後，可以大大的伸直全身。

⑤再恢復到原先的姿勢，深深的吸氣後，再慢慢呼出，妳就可以感覺到身體已

經完全放鬆。

⑥閉起眼睛，想像著自己的身體已經放鬆了所有的力量，有如浮在平穩的海面上一般，保持此種姿勢，連續浮在海面上五分鐘。

⑦接著慢慢張開眼睛站起來，挺直背部，這時妳會感覺到肌肉的緊張感以及精神上的壓力都已經完全消失。

若想在短時間內完全進入全身放鬆的狀態或許需要一、二個星期的訓練。剛開始時要達到輕鬆的狀態可能需要一五～二〇分鐘左右，但練習久了，就可以毫無阻礙、迅速的進入這種狀態；技巧更精進以後，不必在安靜的地方，也無須躺下身體，不擇時擇地均可進行；甚至在辦公室或公車上均可保持放鬆。如果因必須在大衆面前發言或爲某事不安心跳加速時，都可施行鬆弛法來放鬆全身，回到原本平靜、安寧的心境。

•睡眠可以製造弱鹼性的體質

人體到了夜晚自然而然地就會產生睡意，利用睡眠來恢復及調節體力。當身體得到充分的休息時，才能創造每個更充實的一天。

我們的身體因日間交感神經的作用，所以體液會傾向於酸性，又由於容易攝取過多的酸性食物，因此體內也容易停留一些酸性物質；晚上保持安靜的睡眠，就可以去除體內的酸性物質，中和酸性的體液，使其成爲健康的弱鹼性體質。

日本健康協會的總幹事井上靜雄先生在他的著作「氧的力量可以創造健康的身體」一書中，舉出如下四點關於睡眠的作用：

①由於保持安靜（睡眠），可以使停留在體內的酸性物質不再增加。

②由於肺呼吸及皮膚呼吸作用，可以對體內補給充足的氧氣，淨化污染的老化物質。

③睡眠時，腎臟的活動特別旺盛，因此可以排泄酸性物質。

④睡眠中，迷走神經會開始發揮機能，促進鹼性物質的生長，與酸性物質中和，造成健康的弱鹼性身體，有助於自律神經的調和。

雖說睡眠具有如此多的功能，但也不能毫無節制，整天睡昏昏的，如作白日夢一般。

相信大家都有過這種經驗，睡的愈久，愈覺得怎麼睡都還是不夠，頭腦也無法清醒，即使下床來，那種感覺也很不是滋味；這種睡眠法絕對要避免。

那是因爲無法補給體內所欠缺的氧氣，血液無法淨化，體液也呈現酸性，產生酸毒症所帶來的疲乏感。

因爲睡眠的時間太長，會使人陷入氧氣缺乏的不良循環。以眞正的鬆弛的觀點來看，睡眠的時間還是以七～八小時爲宜。

一般的女性可能不會考慮過脚粗大與睡眠之間的關係，因此到我這裡來請教如何幫助脚部肌肉細小的人，我都會問她：「妳每天的睡眠時間有多長？是不是能很快的入睡？醒過來後的感覺如何？」可是大部分人都認爲這跟睡眠根本扯不上關係而露出不以爲然的神情。事實上，九〇％下半身肥胖的女性都會回答睡得過多或有失眠的現象，這完全在我的意料之中。

睡眠時間過多誠如我方才所述，對希望解除下半身肥胖的女性是絕對需要禁止的；但不能很快入睡，輾轉難眠，或根本無法入睡，所謂「失眠」的人，也是很麻

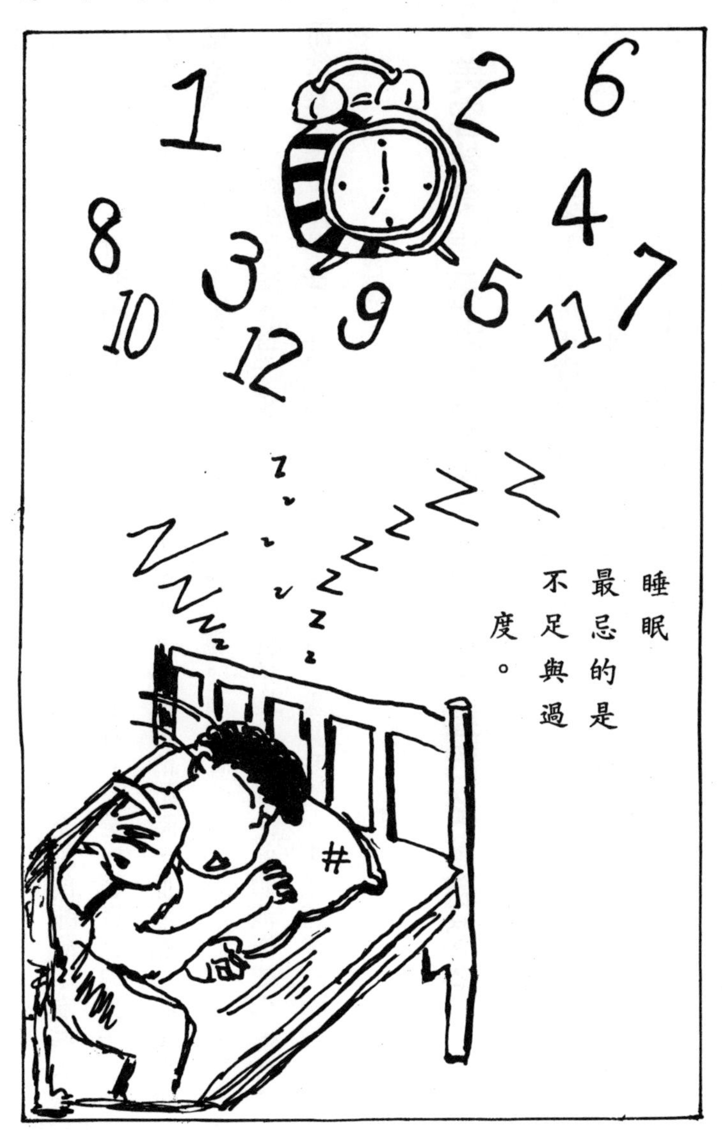
1
2
6
8
4
3
7
10
9
5
11
12
睡眠最忌的是不足與過度。

煩。

即使不擔心下半身肥胖，大部分人還是希望晚上能有個充足的睡眠；有些人很不容易入睡，有的則稍有動靜就會從睡夢中驚醒，也有人則是拖著疲乏的身子上床，在床上不斷地翻來覆去，就是無法進入夢鄉。有這種情形時，血液循環的功能會愈來愈差，呼吸也不充分，形成最壞的惡性循環。

想要遠離失眠症，首先必須從調整自律神經的均衡做起，使體液變成弱鹼性；而飲食生活、運動法、呼吸法及鬆弛法等，都可善盡其功能，來改善你的睡眠狀態。

●美容效果卓著的牛奶浴、粗茶浴、鹽巴浴、海藻浴

入浴的目的不只是在清潔皮膚，它同時也具有多項健康及美容上的功能。

首先，它可以促進新陳代謝，使賀爾蒙的分泌維持正常，更可以美化皮膚，使血液循環暢通無阻，把不必要的廢物及疲勞物質搬運出去，補充新的營養，使困頓

的組織細胞甦醒過來，眞可謂是浴出一身的健康來。

沐浴也可以消除一天的疲勞，讓繃緊的神經放鬆，引入快速的睡眠狀態中；因此每天最好以舒適的心情、完全放鬆精神，盡情享受沐浴的快樂。

爲了達到鬆弛的效果，最好以溫一點的熱水來沐浴，溫度大約以攝氏三六度～三九度爲宜；時間則儘量保持在一五～三〇分鐘，將全身浸泡在溫水中。我國女性大部分都偏好較高溫的熱水，但浸泡的時間却極短；熱水的刺激性比較強，會使血管賁張，同時產生不必要的發汗，肌肉無法得到緩慢的休息。希望大家能準備充裕一點的時間來沐浴，同時保持寬舒的心情，愉快地浸泡在溫水中，使身體的疲勞感消失，創造出富魅力的脚。

在這裡，我想介紹在鬆弛及美容功效奇高的幾種沐浴法：牛奶浴、粗茶浴。此二者尤其可使腿變得更細緻動人。

首先，將三公升左右的溫牛奶加上蜂蜜一杯，再以濃茶混合後，將全部的東西放進溫水中攪拌，接著保持輕鬆的心情使全部浸泡其中。我國也流傳著洗艾草浴及蘴母浴等藥草的沐浴法，不過這些都太古老了，還是使用現在正在流行的粗茶浴，試試看是否效果更加不同？是否可把當天所有不快的感覺滌清濾淨。

另一種方法是以紗布包裹松葉或其他氣味清香的葉子，加上一～二大匙的薄荷，再以細綫穿綁起來，放在洗澡水中。薑母浴是把切細的薑母絲裝在紗袋裡放進熱水中，據說對風濕症、生理不順、閃腰等症狀都具有療效。

艾草浴則是將曬乾後的艾草放進鍋裡煮一會兒，然後倒進浴盆中，這對皮膚炎、寒症、神經痛、風濕症、腰痛、痔瘡等都很有效。脚異常粗大的人大部分都有這種症狀，不妨試試看。

接著再爲各位介紹二種同樣可使脚變修長的沐浴法。

鹽巴浴——誠如我剛才所說過的，溫水可儘量加熱些，這時可以提高到攝氏四〇度，然後放進天然的粗鹽一袋約一公斤，充分攪拌；接著在裡面充分享受浸泡的樂趣，最好是二〇～三〇分鐘。天然的鹽巴含有豐富的礦物質，可以一邊促進脂肪分解，一邊鬆弛緊張的神經，也有消除疲勞的作用。浸泡後，再以清水沖洗乾淨，用大一點的浴巾包裹全身，不必用力擦拭，只須讓浴巾自然吸收掉水份即可。接著再以毛毯裹住躺下來，這時妳會發現全身一直在冒汗，用這種方法發汗可以把阻礙解除下半身肥胖的廢物及不用物質充分排出。

海藻浴——海藻含有豐富的礦物質，而其中最可在目前發揮影響力的就是碘質，它可以直接刺激妳所擔心的部位。豐富的碘被皮膚吸收後，可以促進內分泌腺的分泌，調整賀爾蒙的均衡；體內多餘脂肪也會被徹底分解、排出，得到減肥的效果。

也有一種方法是在洗澡水中放入海帶、裙帶菜等，不過其成分不如海藻沐浴劑般容易爲皮膚所吸收，洗澡時也較不方便，因此我還是鼓勵大家多用品質精純、效果卓著的海藻沐浴劑。但有些只含二〇～三〇%的海藻精，那些沐浴劑則無須加以考慮。

再者，使用海藻浴時，最好再配合著超音波的氣泡按摩器，因爲如此一來不但可使海藻的健康成分迅速的爲皮膚所吸收，還可以產生大量的氣泡，這些氣泡在水中破裂時，所發出的超音波具有高度的按摩作用。相信利用二者相輔相成的效果，妳的脚一定會迅速的成爲妳的驕傲。

●寒冷症會引起淋巴液的停滯及脂肪的附著

足部的血液循環不良，則下半身永遠不可能獲得改善，而且也會更增添寒冷症的苦惱。足部的血液不能順利的流動，含有廢物的靜脈血就無法向心臟環流，因此攜帶氧及營養成份的血液也不能流到末梢的組織細胞中，結果產生淋巴液的停滯、脂肪定着、脚部的極度疲乏及寒冷症來。

舒適地洗一個澡，得到完全的鬆弛，這是在調整自律神經上非常重要的事。沒有時間慢慢洗澡或自己家中沒有沐浴設備時，也可以利用別的方法來鬆弛緊張、消除疲乏。為使脚部的血液循環良好，只要稍為動點腦筋就行了，現在我就來介紹幾種簡易的方法。

脚因為處於心臟的最底部，血液循環的功能原本就較薄弱，所以要經常利用外界的刺激，促進其循環作用。首先就是要使脚保持溫暖。

溫冷浴——膝蓋以下的部分以溫水及冷水輪流浸泡，可以促進血管的收縮作用

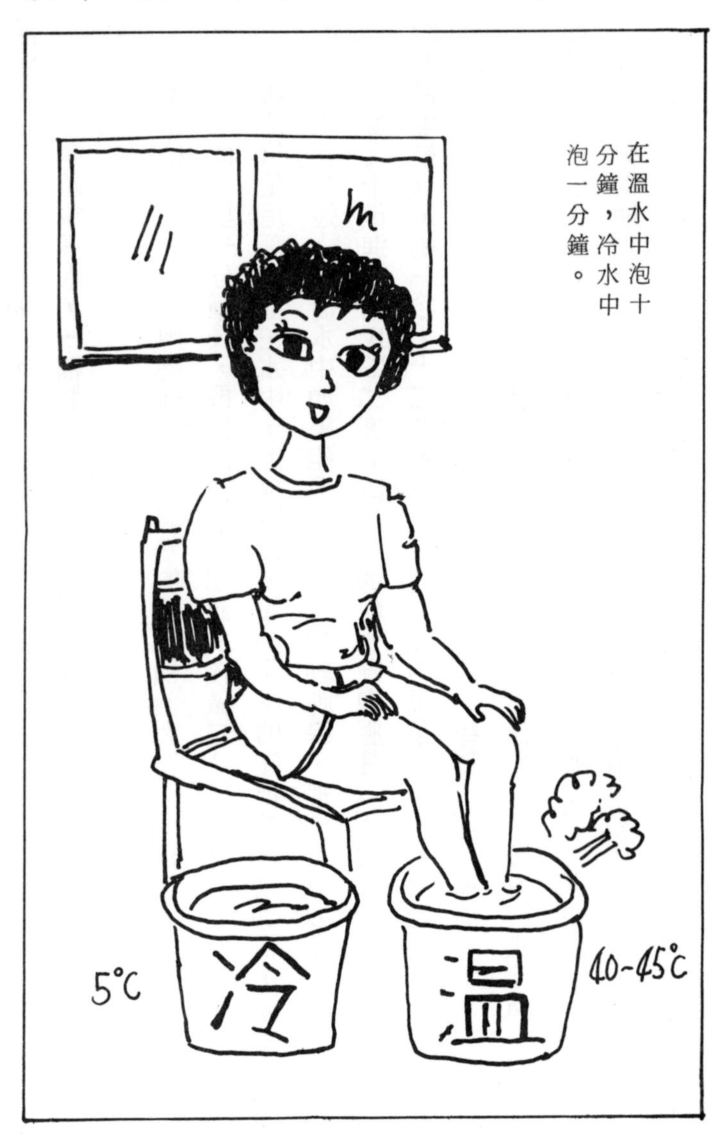
在溫水中泡十分鐘，冷水中泡一分鐘。
5°C
冷
溫
40-45°C

活潑，血液循環也可加快。

預先準備兩桶水，一桶裝著四〇度～四五度的溫水，另一桶則裝約五度的冷水。

坐在椅子上，先把兩脚伸進放置溫水的那一桶，大約十分鐘後，再放進另一裝冷水的木桶，浸一分鐘後，再換回溫水，如此反覆做二～三次。

雖然只是足部浸泡在水中，但也可以感覺到全身的脈搏的跳動加快，顯示血液的循環也在加速。在溫水中如果能彎曲脚趾或繞動脚踝，那就更有效了。

在臉盆中倒進約攝氏四二度～四三度的熱水浸泡脛骨以下的部分，一邊還可以收看電視節目，約一〇～十五分鐘，就可使浮腫的現象消失，解除妳的疲勞感。中途如果溫水變冷，效果就會減低，應該另外再準備一些熱水隨時加溫。

此外還必須注意的是，絕對禁止受寒。目前大部分公司都裝有中央冷氣系統，如果因長期處在冷氣房中而感到疲倦或產生浮腫時，不妨試試下列的方法。

①把橄欖油加溫後，塗在脛骨以下的部位，再以毛巾包裹住，保持約十分鐘。

②以兩張紗布重疊，包上薄荷、迷迭香等，然後綁在浴盆上的自來水龍頭下，

在放出熱水時，使熱水能通過紗布；然後坐在浴盆的另一邊，雙脚伸在水龍頭底下，直接接觸到通過紗布而流下的溫水，只要持續五分鐘後，心情就會大大的不同。

③洗澡後，也不妨試試足部的浸泡法。在臉盆中注滿溫水，裡面再加入一～五杯的蘋果酸及½杯的檸檬汁，暫時將兩脚放在裡面浸泡，然後擦乾水分，抬高雙脚，舒適的休息一下，相信妳的心情會更恬靜，雙脚也會覺得異常的輕鬆。

●就寢前十五分鐘可使用腹筋台來消解下半身的肥胖

關於鬆弛法我已經作過很多的說明，以下我想針對腹筋的效用略加介紹。

腹筋台我想大家應該都看過才對，它是傾斜的一種枱面，脚部比較高，頭部比較低，一般在高的那一邊都附有可以固定雙脚的皮帶，以防身體滑落。

事實上，腹筋台對解除下半身肥胖有莫大的幫助，因為雙脚的位置比頭部高，所以血液及淋巴液的流動也不違重力的法則，會再回到心臟來。這對安定神經也有很大的功效，同時也可改善血液循環的狀態，去除停留在脚部的廢物，使粗大的部分消失。

一般商店都可購買到腹筋台，也可以自己動手做一個。選一塊比自己身高略長、寬約四〇公分的木板，將一端提高至離地三〇公分左右，木板以毛毯裹住。

晚上臨睡前，利用十五～二〇分鐘的時間，在這個自製的腹筋枱上休息一下，脚部朝高的那一邊，仰臥著，眼睛輕輕閉着；如果能再配合前面所介紹的鬆弛練習，會更有效。一直到身心都達到一種無與倫比的和諧狀態後，再回床安然入睡。

每天利用幾分鐘的時間在這個腹筋台上，不但可解除下半身肥胖，新鮮的血液也會充分送進腦部，對腦部組織、頭髮及臉上的光澤而言，均具有神奇的效果；再者，也可消除雙下巴。

在本文所介紹的把腳變成修長的空氣按摩器，有家庭用按摩器「メドマ」（Medoma）（價格七萬八千日圓），在市面商店出售。

關於海藻精「マリンアルゲ」（瑪琳揚）或海藻相關商品及其他有關查詢事項，請來電：

●㈱ビューティ ＆ ダンディ

電話：（東京）03—3838—7443

在本文所介紹的把腳變成修長的空氣按摩器，有家庭用按摩器「メドマ」（Medoma）（價格七萬八千日圓），在市面商店出售。

關於海藻精「マリンアルゲ」（瑪琳揚）或海藻相關商品及其他有關查詢事項，請來電：

●㈱ビューティ ＆ ダンディ

電話：（東京）03—3838—7443

大展出版社有限公司	圖書目錄
地址：台北市北投區11204 致遠一路二段12巷1號 郵撥： 0166955～1	電話：(02) 8236031 8236033 傳眞：(02) 8272069

•法律專欄連載•電腦編號58

台大法學院 法律學系／策劃
法律服務社／編著

①別讓您的權利睡著了1	200元
②別讓您的權利睡著了2	200元

•秘傳占卜系列•電腦編號14

①手相術	淺野八郎著	150元
②人相術	淺野八郎著	150元
③西洋占星術	淺野八郎著	150元
④中國神奇占卜	淺野八郎著	150元
⑤夢判斷	淺野八郎著	150元
⑥前世、來世占卜	淺野八郎著	150元
⑦法國式血型學	淺野八郎著	150元
⑧靈感、符咒學	淺野八郎著	150元
⑨紙牌占卜學	淺野八郎著	150元
⑩ＥＳＰ超能力占卜	淺野八郎著	150元
⑪猶太數的秘術	淺野八郎著	150元
⑫新心理測驗	淺野八郎著	160元

•趣味心理講座•電腦編號15

①性格測驗1	探索男與女	淺野八郎著	140元
②性格測驗2	透視人心奧秘	淺野八郎著	140元
③性格測驗3	發現陌生的自己	淺野八郎著	140元
④性格測驗4	發現你的真面目	淺野八郎著	140元
⑤性格測驗5	讓你們吃驚	淺野八郎著	140元
⑥性格測驗6	洞穿心理盲點	淺野八郎著	140元
⑦性格測驗7	探索對方心理	淺野八郎著	140元
⑧性格測驗8	由吃認識自己	淺野八郎著	140元
⑨性格測驗9	戀愛知多少	淺野八郎著	140元

⑩性格測驗10　由裝扮瞭解人心	淺野八郎著	140元
⑪性格測驗11　敲開內心玄機	淺野八郎著	140元
⑫性格測驗12　透視你的未來	淺野八郎著	140元
⑬血型與你的一生	淺野八郎著	140元
⑭趣味推理遊戲	淺野八郎著	160元
⑮行爲語言解析	淺野八郎著	160元

・婦幼天地・電腦編號16

①八萬人減肥成果	黃靜香譯	180元
②三分鐘減肥體操	楊鴻儒譯	150元
③窈窕淑女美髮秘訣	柯素娥譯	130元
④使妳更迷人	成　玉譯	130元
⑤女性的更年期	官舒妍編譯	160元
⑥胎內育兒法	李玉瓊編譯	150元
⑦早產兒袋鼠式護理	唐岱蘭譯	200元
⑧初次懷孕與生產	婦幼天地編譯組	180元
⑨初次育兒12個月	婦幼天地編譯組	180元
⑩斷乳食與幼兒食	婦幼天地編譯組	180元
⑪培養幼兒能力與性向	婦幼天地編譯組	180元
⑫培養幼兒創造力的玩具與遊戲	婦幼天地編譯組	180元
⑬幼兒的症狀與疾病	婦幼天地編譯組	180元
⑭腿部苗條健美法	婦幼天地編譯組	150元
⑮女性腰痛別忽視	婦幼天地編譯組	150元
⑯舒展身心體操術	李玉瓊編譯	130元
⑰三分鐘臉部體操	趙薇妮著	160元
⑱生動的笑容表情術	趙薇妮著	160元
⑲心曠神怡減肥法	川津祐介著	130元
⑳內衣使妳更美麗	陳玄茹譯	130元
㉑瑜伽美姿美容	黃靜香編著	150元
㉒高雅女性裝扮學	陳珮玲譯	180元
㉓蠶糞肌膚美顏法	坂梨秀子著	160元
㉔認識妳的身體	李玉瓊譯	160元
㉕產後恢復苗條體態	居理安・芙萊喬著	200元
㉖正確護髮美容法	山崎伊久江著	180元
㉗安琪拉美姿養生學	安琪拉蘭斯博瑞著	180元
㉘女體性醫學剖析	增田豐著	220元
㉙懷孕與生產剖析	岡部綾子著	180元
㉚斷奶後的健康育兒	東城百合子著	220元

・青 春 天 地・電腦編號 17

①A血型與星座	柯素娥編譯	120元
②B血型與星座	柯素娥編譯	120元
③O血型與星座	柯素娥編譯	120元
④AB血型與星座	柯素娥編譯	120元
⑤青春期性教室	呂貴嵐編譯	130元
⑥事半功倍讀書法	王毅希編譯	150元
⑦難解數學破題	宋釗宜編譯	130元
⑧速算解題技巧	宋釗宜編譯	130元
⑨小論文寫作秘訣	林顯茂編譯	120元
⑪中學生野外遊戲	熊谷康編著	120元
⑫恐怖極短篇	柯素娥編譯	130元
⑬恐怖夜話	小毛驢編譯	130元
⑭恐怖幽默短篇	小毛驢編譯	120元
⑮黑色幽默短篇	小毛驢編譯	120元
⑯靈異怪談	小毛驢編譯	130元
⑰錯覺遊戲	小毛驢編譯	130元
⑱整人遊戲	小毛驢編著	150元
⑲有趣的超常識	柯素娥編譯	130元
⑳哦！原來如此	林慶旺編譯	130元
㉑趣味競賽100種	劉名揚編譯	120元
㉒數學謎題入門	宋釗宜編譯	150元
㉓數學謎題解析	宋釗宜編譯	150元
㉔透視男女心理	林慶旺編譯	120元
㉕少女情懷的自白	李桂蘭編譯	120元
㉖由兄弟姊妹看命運	李玉瓊編譯	130元
㉗趣味的科學魔術	林慶旺編譯	150元
㉘趣味的心理實驗室	李燕玲編譯	150元
㉙愛與性心理測驗	小毛驢編譯	130元
㉚刑案推理解謎	小毛驢編譯	130元
㉛偵探常識推理	小毛驢編譯	130元
㉜偵探常識解謎	小毛驢編譯	130元
㉝偵探推理遊戲	小毛驢編譯	130元
㉞趣味的超魔術	廖玉山編著	150元
㉟趣味的珍奇發明	柯素娥編著	150元
㊱登山用具與技巧	陳瑞菊編著	150元

・健 康 天 地・電腦編號 18

㊷吃出健康藥膳	劉大器編著	180元
㊸自我指壓術	蘇燕謀編著	160元
㊹紅蘿蔔汁斷食療法	李玉瓊編著	150元
㊺洗心術健康秘法	竺翠萍編譯	170元
㊻枇杷葉健康療法	柯素娥編譯	180元
㊼抗衰血癒	楊啟宏著	180元

・實用女性學講座・電腦編號 19

①解讀女性內心世界	島田一男著	150元
②塑造成熟的女性	島田一男著	150元
③女性整體裝扮學	黃靜香編著	180元
④女性應對禮儀	黃靜香編著	180元

・校 園 系 列・電腦編號 20

①讀書集中術	多湖輝著	150元
②應考的訣竅	多湖輝著	150元
③輕鬆讀書贏得聯考	多湖輝著	150元
④讀書記憶秘訣	多湖輝著	150元
⑤視力恢復！超速讀術	江錦雲譯	180元

・實用心理學講座・電腦編號 21

①拆穿欺騙伎倆	多湖輝著	140元
②創造好構想	多湖輝著	140元
③面對面心理術	多湖輝著	160元
④偽裝心理術	多湖輝著	140元
⑤透視人性弱點	多湖輝著	140元
⑥自我表現術	多湖輝著	150元
⑦不可思議的人性心理	多湖輝著	150元
⑧催眠術入門	多湖輝著	150元
⑨責罵部屬的藝術	多湖輝著	150元
⑩精神力	多湖輝著	150元
⑪厚黑說服術	多湖輝著	150元
⑫集中力	多湖輝著	150元
⑬構想力	多湖輝著	150元
⑭深層心理術	多湖輝著	160元
⑮深層語言術	多湖輝著	160元
⑯深層說服術	多湖輝著	180元
⑰掌握潛在心理	多湖輝著	160元

⑱洞悉心理陷阱	多湖輝著	180元

・超現實心理講座・電腦編號 22

①超意識覺醒法	詹蔚芬編譯	130元
②護摩秘法與人生	劉名揚編譯	130元
③秘法！超級仙術入門	陸　明譯	150元
④給地球人的訊息	柯素娥編著	150元
⑤密教的神通力	劉名揚編著	130元
⑥神秘奇妙的世界	平川陽一著	180元
⑦地球文明的超革命	吳秋嬌譯	200元
⑧力量石的秘密	吳秋嬌譯	180元
⑨超能力的靈異世界	馬小莉譯	200元

・養 生 保 健・電腦編號 23

①醫療養生氣功	黃孝寬著	250元
②中國氣功圖譜	余功保著	230元
③少林醫療氣功精粹	井玉蘭著	250元
④龍形實用氣功	吳大才等著	220元
⑤魚戲增視強身氣功	宮　嬰著	220元
⑥嚴新氣功	前新培金著	250元
⑦道家玄牝氣功	張　章著	200元
⑧仙家秘傳袪病功	李遠國著	160元
⑨少林十大健身功	秦慶豐著	180元
⑩中國自控氣功	張明武著	250元
⑪醫療防癌氣功	黃孝寬著	250元
⑫醫療強身氣功	黃孝寬著	250元
⑬醫療點穴氣功	黃孝寬著	220元
⑭中國八卦如意功	趙維漢著	180元
⑮正宗馬禮堂養氣功	馬禮堂著	420元

・社會人智囊・電腦編號 24

①糾紛談判術	清水增三著	160元
②創造關鍵術	淺野八郎著	150元
③觀人術	淺野八郎著	180元
④應急詭辯術	廖英迪編著	160元
⑤天才家學習術	木原武一著	160元
⑥猫型狗式鑑人術	淺野八郎著	180元
⑦逆轉運掌握術	淺野八郎著	180元

⑧人際圓融術	澀谷昌三著	160元
⑨解讀人心術	淺野八郎著	180元
⑩與上司水乳交融術	秋元隆司著	180元

• 精 選 系 列 • 電腦編號 25

①毛澤東與鄧小平	渡邊利夫等著	280元
②中國大崩裂	江戶介雄著	180元
③台灣・亞洲奇蹟	上村幸治著	220元
④7-ELEVEN高盈收策略	國友隆一著	180元
⑤台灣獨立	森 詠著	200元
⑥迷失中國的末路	江戶雄介著	220元
⑦2000年5月全世界毀滅	紫藤甲子男著	180元

• 運 動 遊 戲 • 電腦編號 26

①雙人運動	李玉瓊譯	160元
②愉快的跳繩運動	廖玉山譯	180元
③運動會項目精選	王佑京譯	150元
④肋木運動	廖玉山譯	150元
⑤測力運動	王佑宗譯	150元

• 銀髮族智慧學 • 電腦編號 28

①銀髮六十樂逍遙	多湖輝著	170元
②人生六十反年輕	多湖輝著	170元

• 心 靈 雅 集 • 電腦編號 00

①禪言佛語看人生	松濤弘道著	180元
②禪密教的奧秘	葉逯謙譯	120元
③觀音大法力	田口日勝著	120元
④觀音法力的大功德	田口日勝著	120元
⑤達摩禪106智慧	劉華亭編譯	150元
⑥有趣的佛教研究	葉逯謙編譯	120元
⑦夢的開運法	蕭京凌譯	130元
⑧禪學智慧	柯素娥編譯	130元
⑨女性佛教入門	許俐萍譯	110元
⑩佛像小百科	心靈雅集編譯組	130元
⑪佛教小百科趣談	心靈雅集編譯組	120元
⑫佛教小百科漫談	心靈雅集編譯組	150元

⑬佛教知識小百科	心靈雅集編譯組	150元
⑭佛學名言智慧	松濤弘道著	220元
⑮釋迦名言智慧	松濤弘道著	220元
⑯活人禪	平田精耕著	120元
⑰坐禪入門	柯素娥編譯	120元
⑱現代禪悟	柯素娥編譯	130元
⑲道元禪師語錄	心靈雅集編譯組	130元
⑳佛學經典指南	心靈雅集編譯組	130元
㉑何謂「生」 阿含經	心靈雅集編譯組	150元
㉒一切皆空 般若心經	心靈雅集編譯組	150元
㉓超越迷惘 法句經	心靈雅集編譯組	130元
㉔開拓宇宙觀 華嚴經	心靈雅集編譯組	130元
㉕真實之道 法華經	心靈雅集編譯組	130元
㉖自由自在 涅槃經	心靈雅集編譯組	130元
㉗沈默的教示 維摩經	心靈雅集編譯組	150元
㉘開通心眼 佛語佛戒	心靈雅集編譯組	130元
㉙揭秘寶庫 密教經典	心靈雅集編譯組	130元
㉚坐禪與養生	廖松濤譯	110元
㉛釋尊十戒	柯素娥編譯	120元
㉜佛法與神通	劉欣如編著	120元
㉝悟（正法眼藏的世界）	柯素娥編譯	120元
㉞只管打坐	劉欣如編著	120元
㉟喬答摩・佛陀傳	劉欣如編著	120元
㊱唐玄奘留學記	劉欣如編著	120元
㊲佛教的人生觀	劉欣如編譯	110元
㊳無門關（上卷）	心靈雅集編譯組	150元
㊴無門關（下卷）	心靈雅集編譯組	150元
㊵業的思想	劉欣如編著	130元
㊶佛法難學嗎	劉欣如著	140元
㊷佛法實用嗎	劉欣如著	140元
㊸佛法殊勝嗎	劉欣如著	140元
㊹因果報應法則	李常傳編	140元
㊺佛教醫學的奧秘	劉欣如編著	150元
㊻紅塵絕唱	海　若著	130元
㊼佛教生活風情	洪丕謨、姜玉珍著	220元
㊽行住坐臥有佛法	劉欣如著	160元
㊾起心動念是佛法	劉欣如著	160元
㊿四字禪語	曹洞宗青年會	200元
(51)妙法蓮華經	劉欣如編著	160元

書名	作者	定價
㊾根本佛教與大乘佛教	葉作森編	元

・經 營 管 理・電腦編號01

書名	作者	定價
◎創新經營管理六十六大計（精）	蔡弘文編	780元
①如何獲取生意情報	蘇燕謀譯	110元
②經濟常識問答	蘇燕謀譯	130元
③股票致富68秘訣	簡文祥譯	200元
④台灣商戰風雲錄	陳中雄著	120元
⑤推銷大王秘錄	原一平著	180元
⑥新創意・賺大錢	王家成譯	90元
⑦工廠管理新手法	琪　輝著	120元
⑧奇蹟推銷術	蘇燕謀譯	100元
⑨經營參謀	柯順隆譯	120元
⑩美國實業24小時	柯順隆譯	80元
⑪撼動人心的推銷法	原一平著	150元
⑫高竿經營法	蔡弘文編	120元
⑬如何掌握顧客	柯順隆譯	150元
⑭一等一賺錢策略	蔡弘文編	120元
⑯成功經營妙方	鐘文訓著	120元
⑰一流的管理	蔡弘文編	150元
⑱外國人看中韓經濟	劉華亭譯	150元
⑲企業不良幹部群相	琪輝編著	120元
⑳突破商場人際學	林振輝編著	90元
㉑無中生有術	琪輝編著	140元
㉒如何使女人打開錢包	林振輝編著	100元
㉓操縱上司術	邑井操著	90元
㉔小公司經營策略	王嘉誠著	160元
㉕成功的會議技巧	鐘文訓編譯	100元
㉖新時代老闆學	黃柏松編著	100元
㉗如何創造商場智囊團	林振輝編譯	150元
㉘十分鐘推銷術	林振輝編譯	180元
㉙五分鐘育才	黃柏松編譯	100元
㉚成功商場戰術	陸明編譯	100元
㉛商場談話技巧	劉華亭編譯	120元
㉜企業帝王學	鐘文訓譯	90元
㉝自我經濟學	廖松濤編譯	100元
㉞一流的經營	陶田生編著	120元
㉟女性職員管理術	王昭國編譯	120元
㊱ＩＢＭ的人事管理	鐘文訓編譯	150元
㊲現代電腦常識	王昭國編譯	150元

㊳電腦管理的危機	鐘文訓編譯	120元
㊴如何發揮廣告效果	王昭國編譯	150元
㊵最新管理技巧	王昭國編譯	150元
㊶一流推銷術	廖松濤編譯	150元
㊷包裝與促銷技巧	王昭國編譯	130元
㊸企業王國指揮塔	松下幸之助著	120元
㊹企業精銳兵團	松下幸之助著	120元
㊺企業人事管理	松下幸之助著	100元
㊻華僑經商致富術	廖松濤編譯	130元
㊼豐田式銷售技巧	廖松濤編譯	180元
㊽如何掌握銷售技巧	王昭國編著	130元
㊿洞燭機先的經營	鐘文訓編譯	150元
52新世紀的服務業	鐘文訓編譯	100元
53成功的領導者	廖松濤編譯	120元
54女推銷員成功術	李玉瓊編譯	130元
55ＩＢＭ人才培育術	鐘文訓編譯	100元
56企業人自我突破法	黃琪輝編著	150元
58財富開發術	蔡弘文編著	130元
59成功的店舖設計	鐘文訓編著	150元
61企管回春法	蔡弘文編著	130元
62小企業經營指南	鐘文訓編譯	100元
63商場致勝名言	鐘文訓編譯	150元
64迎接商業新時代	廖松濤編譯	100元
66新手股票投資入門	何朝乾　編	180元
67上揚股與下跌股	何朝乾編譯	180元
68股票速成學	何朝乾編譯	180元
69理財與股票投資策略	黃俊豪編著	180元
70黃金投資策略	黃俊豪編著	180元
71厚黑管理學	廖松濤編譯	180元
72股市致勝格言	呂梅莎編譯	180元
73透視西武集團	林谷燁編譯	150元
76巡迴行銷術	陳蒼杰譯	150元
77推銷的魔術	王嘉誠譯	120元
7860秒指導部屬	周蓮芬編譯	150元
79精銳女推銷員特訓	李玉瓊編譯	130元
80企劃、提案、報告圖表的技巧	鄭　汶　譯	180元
81海外不動產投資	許達守編譯	150元
82八百件的世界策略	李玉瓊譯	150元
83服務業品質管理	吳宜芬譯	180元
84零庫存銷售	黃東謙編譯	150元
85三分鐘推銷管理	劉名揚編譯	150元

㊻推銷大王奮鬥史	原一平著	150元
㊼豐田汽車的生產管理	林谷燁編譯	150元

・成功寶庫・電腦編號02

①上班族交際術	江森滋著	100元
②拍馬屁訣竅	廖玉山編譯	110元
④聽話的藝術	歐陽輝編譯	110元
⑨求職轉業成功術	陳　義編著	110元
⑩上班族禮儀	廖玉山編著	120元
⑪接近心理學	李玉瓊編著	100元
⑫創造自信的新人生	廖松濤編著	120元
⑭上班族如何出人頭地	廖松濤編著	100元
⑮神奇瞬間瞑想法	廖松濤編譯	100元
⑯人生成功之鑰	楊意苓編著	150元
⑲給企業人的諍言	鐘文訓編著	120元
⑳企業家自律訓練法	陳　義編譯	100元
㉑上班族妖怪學	廖松濤編著	100元
㉒猶太人縱橫世界的奇蹟	孟佑政編著	110元
㉓訪問推銷術	黃静香編著	130元
㉕你是上班族中強者	嚴思圖編著	100元
㉖向失敗挑戰	黃静香編著	100元
㉙機智應對術	李玉瓊編著	130元
㉚成功頓悟100則	蕭京凌編譯	130元
㉛掌握好運100則	蕭京凌編譯	110元
㉜知性幽默	李玉瓊編譯	130元
㉝熟記對方絕招	黃静香編譯	100元
㉞男性成功秘訣	陳蒼杰編譯	130元
㊱業務員成功秘方	李玉瓊編著	120元
㊲察言觀色的技巧	劉華亭編著	130元
㊳一流領導力	施義彥編譯	120元
㊴一流說服力	李玉瓊編著	130元
㊵30秒鐘推銷術	廖松濤編譯	150元
㊶猶太成功商法	周蓮芬編譯	120元
㊷尖端時代行銷策略	陳蒼杰編著	100元
㊸顧客管理學	廖松濤編著	100元
㊹如何使對方說Yes	程　羲編著	150元
㊺如何提高工作效率	劉華亭編著	150元
㊼上班族口才學	楊鴻儒譯	120元
㊽上班族新鮮人須知	程　羲編著	120元
㊾如何左右逢源	程　羲編著	130元

(50)語言的心理戰	多湖輝著	130元
(51)扣人心弦演說術	劉名揚編著	120元
(53)如何增進記憶力、集中力	廖松濤譯	130元
(55)性惡企業管理學	陳蒼杰譯	130元
(56)自我啟發200招	楊鴻儒編著	150元
(57)做個傑出女職員	劉名揚編著	130元
(58)靈活的集團營運術	楊鴻儒編著	120元
(60)個案研究活用法	楊鴻儒編著	130元
(61)企業教育訓練遊戲	楊鴻儒編著	120元
(62)管理者的智慧	程　義編譯	130元
(63)做個佼佼管理者	馬筱莉編譯	130元
(64)智慧型說話技巧	沈永嘉編譯	130元
(66)活用佛學於經營	松濤弘道著	150元
(67)活用禪學於企業	柯素娥編譯	130元
(68)詭辯的智慧	沈永嘉編譯	150元
(69)幽默詭辯術	廖玉山編譯	150元
(70)拿破崙智慧箴言	柯素娥編譯	130元
(71)自我培育・超越	蕭京凌編譯	150元
(74)時間即一切	沈永嘉編譯	130元
(75)自我脫胎換骨	柯素娥譯	150元
(76)贏在起跑點—人才培育鐵則	楊鴻儒編譯	150元
(77)做一枚活棋	李玉瓊編譯	130元
(78)面試成功戰略	柯素娥編譯	130元
(79)自我介紹與社交禮儀	柯素娥編譯	150元
(80)說NO的技巧	廖玉山編譯	130元
(81)瞬間攻破心防法	廖玉山編譯	120元
(82)改變一生的名言	李玉瓊編譯	130元
(83)性格性向創前程	楊鴻儒編譯	130元
(84)訪問行銷新竅門	廖玉山編譯	150元
(85)無所不達的推銷話術	李玉瓊編譯	150元

・處 世 智 慧・電腦編號 03

①如何改變你自己	陸明編譯	120元
④幽默說話術	林振輝編譯	120元
⑤讀書36計	黃柏松編譯	120元
⑥靈感成功術	譚繼山編譯	80元
⑧扭轉一生的五分鐘	黃柏松編譯	100元
⑨知人、知面、知其心	林振輝譯	110元
⑩現代人的詭計	林振輝譯	100元
⑫如何利用你的時間	蘇遠謀譯	80元

⑬口才必勝術	黃柏松編譯	120元
⑭女性的智慧	譚繼山編譯	90元
⑮如何突破孤獨	張文志編譯	80元
⑯人生的體驗	陸明編譯	80元
⑰微笑社交術	張芳明譯	90元
⑱幽默吹牛術	金子登著	90元
⑲攻心說服術	多湖輝著	100元
⑳當機立斷	陸明編譯	70元
㉑勝利者的戰略	宋恩臨編譯	80元
㉒如何交朋友	安紀芳編著	70元
㉓鬥智奇謀（諸葛孔明兵法）	陳炳崑著	70元
㉔慧心良言	亦　奇著	80元
㉕名家慧語	蔡逸鴻主編	90元
㉗稱霸者啟示金言	黃柏松編譯	90元
㉘如何發揮你的潛能	陸明編譯	90元
㉙女人身態語言學	李常傳譯	130元
㉚摸透女人心	張文志譯	90元
㉛現代戀愛秘訣	王家成譯	70元
㉜給女人的悄悄話	妮倩編譯	90元
㉞如何開拓快樂人生	陸明編譯	90元
㉟驚人時間活用法	鐘文訓譯	80元
㊱成功的捷徑	鐘文訓譯	70元
㊲幽默逗笑術	林振輝著	120元
㊳活用血型讀書法	陳炳崑譯	80元
㊴心　燈	葉于模著	100元
㊵當心受騙	林顯茂譯	90元
㊶心・體・命運	蘇燕謀譯	70元
㊷如何使頭腦更敏銳	陸明編譯	70元
㊸宮本武藏五輪書金言錄	宮本武藏著	100元
㊺勇者的智慧	黃柏松編譯	80元
㊼成熟的愛	林振輝譯	120元
㊽現代女性駕馭術	蔡德華著	90元
㊾禁忌遊戲	酒井潔著	90元
㊾摸透男人心	劉華亭編譯	80元
㊾如何達成願望	謝世輝著	90元
㊾創造奇蹟的「想念法」	謝世輝著	90元
㊾創造成功奇蹟	謝世輝著	90元
㊾男女幽默趣典	劉華亭譯	90元
㊾幻想與成功	廖松濤譯	80元
㊾反派角色的啟示	廖松濤編譯	70元
㊾現代女性須知	劉華亭編著	75元

61機智說話術	劉華亭編譯	100元
62如何突破內向	姜倩怡編譯	110元
64讀心術入門	王家成編譯	100元
65如何解除內心壓力	林美羽編著	110元
66取信於人的技巧	多湖輝著	110元
67如何培養堅強的自我	林美羽編著	90元
68自我能力的開拓	卓一凡編著	110元
70縱橫交涉術	嚴思圖編著	90元
71如何培養妳的魅力	劉文珊編著	90元
72魅力的力量	姜倩怡編著	90元
73金錢心理學	多湖輝著	100元
74語言的圈套	多湖輝著	110元
75個性膽怯者的成功術	廖松濤編譯	100元
76人性的光輝	文可式編著	90元
78驚人的速讀術	鐘文訓編譯	90元
79培養靈敏頭腦秘訣	廖玉山編著	90元
80夜晚心理術	鄭秀美編譯	80元
81如何做個成熟的女性	李玉瓊編著	80元
82現代女性成功術	劉文珊編著	90元
83成功說話技巧	梁惠珠編譯	100元
84人生的真諦	鐘文訓編譯	100元
85妳是人見人愛的女孩	廖松濤編著	120元
87指尖・頭腦體操	蕭京凌編譯	90元
88電話應對禮儀	蕭京凌編著	120元
89自我表現的威力	廖松濤編譯	100元
90名人名語啟示錄	喬家楓編著	100元
91男與女的哲思	程鐘梅編譯	110元
92靈思慧語	牧　風著	110元
93心靈夜語	牧　風著	100元
94激盪腦力訓練	廖松濤編譯	100元
95三分鐘頭腦活性法	廖玉山編譯	110元
96星期一的智慧	廖玉山編譯	100元
97溝通說服術	賴文琇編譯	100元
98超速讀超記憶法	廖松濤編譯	140元

・健康與美容・電腦編號 04

①B型肝炎預防與治療	曾慧琪譯	130元
③媚酒傳（中國王朝秘酒）	陸明主編	120元
④藥酒與健康果菜汁	成玉主編	150元
⑤中國回春健康術	蔡一藩著	100元

⑥奇蹟的斷食療法	蘇燕謀譯	110元
⑧健美食物法	陳炳崑譯	120元
⑨驚異的漢方療法	唐龍編著	90元
⑩不老強精食	唐龍編著	100元
⑪經脈美容法	月乃桂子著	90元
⑫五分鐘跳繩健身法	蘇明達譯	100元
⑬睡眠健康法	王家成譯	80元
⑭你就是名醫	張芳明譯	90元
⑮如何保護你的眼睛	蘇燕謀譯	70元
⑲釋迦長壽健康法	譚繼山譯	90元
⑳腳部按摩健康法	譚繼山譯	120元
㉑自律健康法	蘇明達譯	90元
㉓身心保健座右銘	張仁福著	160元
㉔腦中風家庭看護與運動治療	林振輝譯	100元
㉕秘傳醫學人相術	成玉主編	120元
㉖導引術入門⑴治療慢性病	成玉主編	110元
㉗導引術入門⑵健康・美容	成玉主編	110元
㉘導引術入門⑶身心健康法	成玉主編	110元
㉙妙用靈藥・蘆薈	李常傳譯	150元
㉚萬病回春百科	吳通華著	150元
㉛初次懷孕的10個月	成玉編譯	130元
㉜中國秘傳氣功治百病	陳炳崑編譯	130元
㉞仙人成仙術	陸明編譯	100元
㉟仙人長生不老學	陸明編譯	100元
㊱釋迦秘傳米粒刺激法	鐘文訓譯	120元
㊲痔・治療與預防	陸明編譯	130元
㊳自我防身絕技	陳炳崑編譯	120元
㊴運動不足時疲勞消除法	廖松濤譯	110元
㊵三溫暖健康法	鐘文訓編譯	90元
㊸維他命與健康	鐘文訓譯	150元
㊺森林浴—綠的健康法	劉華亭編譯	80元
㊼導引術入門⑷酒浴健康法	成玉主編	90元
㊽導引術入門⑸不老回春法	成玉主編	90元
㊾山白竹（劍竹）健康法	鐘文訓譯	90元
㊿解救你的心臟	鐘文訓編譯	100元
51牙齒保健法	廖玉山譯	90元
52超人氣功法	陸明編譯	110元
53超能力秘密開發法	廖松濤譯	80元
54借力的奇蹟⑴	力拔山著	100元
55借力的奇蹟⑵	力拔山著	100元
56五分鐘小睡健康法	呂添發撰	120元

㊼禿髮、白髮預防與治療	陳炳崑撰	120元
㊾艾草健康法	張汝明編譯	90元
㊿一分鐘健康診斷	蕭京凌編譯	90元
(61)念術入門	黃静香編譯	90元
(62)念術健康法	黃静香編譯	90元
(63)健身回春法	梁惠珠編譯	100元
(64)姿勢養生法	黃秀娟編譯	90元
(65)仙人瞑想法	鐘文訓譯	120元
(66)人蔘的神效	林慶旺譯	100元
(67)奇穴治百病	吳通華著	120元
(68)中國傳統健康法	靳海東著	100元
(69)下半身減肥法	納他夏・史達賓著	110元
(70)使妳的肌膚更亮麗	楊　皓編譯	100元
(71)酵素健康法	楊　皓編譯	120元
(73)腰痛預防與治療	五味雅吉著	100元
(74)如何預防心臟病・腦中風	譚定長等著	100元
(75)少女的生理秘密	蕭京凌譯	120元
(76)頭部按摩與針灸	楊鴻儒譯	100元
(77)雙極療術入門	林聖道著	100元
(78)氣功自療法	梁景蓮著	120元
(79)大蒜健康法	李玉瓊編譯	100元
(81)健胸美容秘訣	黃靜香譯	120元
(82)鍺奇蹟療效	林宏儒譯	120元
(83)三分鐘健身運動	廖玉山譯	120元
(84)尿療法的奇蹟	廖玉山譯	120元
(85)神奇的聚積療法	廖玉山譯	120元
(86)預防運動傷害伸展體操	楊鴻儒編譯	120元
(88)五日就能改變你	柯素娥譯	110元
(89)三分鐘氣功健康法	陳美華譯	120元
(90)痛風劇痛消除法	余昇凌譯	120元
(91)道家氣功術	早島正雄著	130元
(92)氣功減肥術	早島正雄著	120元
(93)超能力氣功法	柯素娥譯	130元
(94)氣的瞑想法	早島正雄著	120元

・家庭／生活・電腦編號 05

①單身女郎生活經驗談	廖玉山編著	100元
②血型・人際關係	黃静編著	120元
③血型・妻子	黃静編著	110元
④血型・丈夫	廖玉山編譯	130元

國家圖書館出版品預行編目資料

下半身減肥法／納他夏・史達賓著；鐘文訓譯
--初版. --臺北市；大展，民85
面；　公分. --（婦幼天地；34）
譯自：下半身がみるみるやせる
ISBN 957-557-612-8（平裝）

1. 減肥

411.35　　85005655

ISBN 957-557-612-8

下半身減肥法

原著者／納他夏・史達賓
編譯者／鐘　文　訓
發行人／蔡　森　明
出版者／大展出版社有限公司
社　址／台北市北投區（石牌）
致遠一路二段12巷1號
電　話／(02) 8236031・8236033
傳　眞／(02) 8272069
郵政劃撥／0166955－1
登記證／局版臺業字第2171號

承印者／國順圖書印刷公司
裝　訂／嶸興裝訂有限公司
排版者／千賓電腦打字有限公司
電　話／（02）8836052
初　版／1996年（民85年）7月
定　價／180元